SCHRIFTEN AUS DEM GESAMTGEBIET DER GEWERBEHYGIENE
HERAUSGEGEBEN VON DER DEUTSCHEN GESELLSCHAFT FÜR GEWERBEHYGIENE
IN FRANKFURT A. M., VIKTORIAALLEE 9
====================== NEUE FOLGE. HEFT 1 ======================

Ärztliche Merkblätter
über berufliche Vergiftungen und Schädigungen durch chemische Stoffe

Aufgestellt und veröffentlicht

von den

Fabrikärzten der deutschen chemischen Industrie

Zweite, neubearbeitete Auflage

Mit 2 farbigen Tafeln

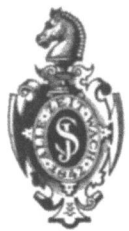

Springer-Verlag Berlin Heidelberg GmbH
1925

Alle Rechte, insbesondere das der Übersetzung in fremde Sprachen, vorbehalten.

ISBN 978-3-662-34406-4   ISBN 978-3-662-34677-8 (eBook)
DOI 10.1007/978-3-662-34677-8

Geleitwort zur ersten Auflage.

Die Veranlassung zur Aufstellung der folgenden Merkblätter, die wir nunmehr der Öffentlichkeit übergeben, war in letzter Linie die Aufnahme des § 547 in die Reichsversicherungsordnung. Doch schon früher hatten wir uns mit dem Gedanken getragen, die Erfahrungen über berufliche Erkrankungen, die jeder einzelne von uns im Laufe seiner Fabrikarzttätigkeit — und einzelne von uns widmen schon eine stattliche Anzahl Jahre der Erforschung und Behandlung von Gewerbeerkrankungen — gesammelt, und die wir auf unseren regelmäßigen Zusammenkünften ausgetauscht hatten, der Allgemeinheit zugänglich zu machen. Nicht die Scheu, damit Fernstehende einen Einblick in die gesundheitlichen Verhältnisse unserer Arbeiterschaft tun zu lassen, hielt uns seither davon ab, nur der Wunsch, nichts zu veröffentlichen, was strenger Kritik nicht standhalten könnte, ließ uns den Zeitpunkt dafür noch nicht für gekommen erscheinen. So blieben diese Arbeiten, die sich schon über mehrere Jahre erstrecken, und die neben unserer eigenen Belehrung vor allem den schließlichen Zweck verfolgten, den Ärzten, denen es durch die Art ihrer Stellung nicht möglich war, sich speziell mit dem Gebiete der Berufskrankheiten zu befassen, Hinweise zu geben, die sie in der Diagnosenstellung solcher Erkrankungen gelegentlich unterstützen sollten, einstweilen noch unser Eigentum.

Wie gesagt ließ aber der § 547 der RVO. diese Arbeiten auch festere Gestalt annehmen. Die chemische Industrie hat schon seit Jahren stets erklärt, daß sie den Wunsch, wirkliche Berufserkrankungen in ähnlicher Form wie Unfallsfolgen über das durch Krankenversicherung und die sonstige soziale Gesetzgebung festgelegte Maß hinaus zu entschädigen, als prinzipiell berechtigt ansieht. Daß aber der praktischen Durchführung dieses Gedankens große Schwierigkeiten, die zuvor behoben sein müssen, entgegenstehen, hat sie ebensowenig verkannt. Diese Schwierigkeiten liegen zum nicht geringen Teil auf ärztlichem Gebiete. Der Begriff der Berufskrankheit ist noch so wenig genau festgelegt, daß es ganz ausgeschlossen ist, diese Erkrankungen in ihrer Gesamtheit einer Sonderversicherung zu unterwerfen. Selbst in der chemischen Industrie, in der, wie unzweideutig unsere Statistik ergibt, die Berufserkrankungen, also gewerbliche Vergiftungen und gewerbliche Hauterkrankungen[1]), eine minimale Rolle unter den Erkrankungen

---

[1]) Vgl. Curschmann: Krankenstatistik der deutschen chemischen Industrie für die Jahre 1909 und 1910; derselbe, Mitteilungen aus der Krankenstatistik der chem. Industrie für 1911.

spielen, würde der sehr begreifliche Wunsch, eine höhere Krankheitsentschädigung zu erlangen, nicht nur bewußt, sondern oft auch in gutem Glauben des Erkrankten die Zahl der vermeintlichen Berufserkrankungen ungeheuer anschwellen lassen. Kaum eine ernstliche innere Erkrankung würde mehr von dem Patienten oder seinen Angehörigen nicht in ursächlichen Zusammenhang mit der Arbeit gebracht werden. Der Arzt aber, der, im Gegensatz zur Unfallfeststellung, allein die Entscheidung zu fällen hätte, ob diese Wünsche und Hoffnungen berechtigt seien, käme in eine sehr mißliche Lage, müßte eine Verantwortung übernehmen, die er oft nicht zu tragen imstande wäre. Zahllose Streitverfahren wären die Folge. Wurde doch noch vor einigen Jahren die Erklärung abgegeben, daß nicht nur die „spezifischen, den einzelnen Gewerben in gewissem Sinne eigentümlichen Krankheiten", sondern auch die „unter nicht Gewerbetreibenden auftretenden Affektionen, welche Gewerbetreibende mit besonderer Regelmäßigkeit und Häufigkeit befallen", zu den Berufskrankheiten zu zählen seien. Unter diesen Umständen wird man also, solange man sich in Ärztekreisen darüber noch nicht einig ist, was unter Berufskrankheiten zu verstehen sei, an eine generelle Versicherung derselben gar nicht denken können. Deshalb folgte man auch bei uns dem englischen Beispiele insoweit, als man zunächst die Möglichkeit gab, „bestimmte" Berufserkrankungen unter die Unfallversicherung einzubeziehen. Doch scheiterte auch die sofortige praktische Durchführung dieser reduzierten Forderung schon daran, daß man gar keine statistischen Unterlagen über die einzelnen etwa in Betracht kommenden Berufserkrankungen hatte. Um diese sich zu schaffen, bestimmte der Gesetzgeber daher im § 343 der RVO., daß die Krankenkassen auf Verlangen dem Gewerbeaufsichtsbeamten Auskunft über Zahl und Art der ihnen gemeldeten Erkrankungen zu geben hätten. Das ist in gewissem Sinne gleichbedeutend mit der Anzeigepflicht einzelner Krankheiten und ist auch so bereits angewandt worden, um Angaben über berufliche Blei-, Arsen-, Phosphor- und Quecksilbervergiftungen zu erhalten. Diese Meldungen sollen unter Umständen behördliche Maßnahmen nach sich ziehen, wenn auch ihr Endzweck wohl der ist, statistische Unterlagen für die Durchführung des § 547 zu erhalten. Ob die Anzeigepflicht in der gewählten Form an die Gewerbeaufsichtsbehörde den erwünschten Erfolg hat, erscheint zum mindesten ungewiß[1]). Die in England gemachten Erfahrungen ermutigen nicht gerade zu dieser Annahme, obwohl dort die Verhältnisse durch die gründliche gewerbehygienische Durchbildung einer großen Anzahl von Ärzten, den ärztlichen Gewerbeaufsichtsbeamten, dafür viel günstiger als bei uns liegen. Bei uns ist schon, ganz abgesehen von sonstigen Gründen, mangels der Spezialausbildung der Mehrzahl der Ärzte, bei der oft sehr schwie-

---

[1]) Vgl. Curschmann: „Die Anzeigepflicht von Berufskrankheiten" (Zentralbl. f. Gewerbehyg. 1913, H. 2, und Dtsch. Med.-Archiv 1913, H. 2 und 3).

rigen Diagnosenstellung der in Betracht kommenden Krankheiten noch weniger Erfolg zu erwarten.

Aus diesen Erwägungen heraus kam uns der Gedanke, unsere Erfahrungen zunächst in Form kurzer, nur für den Arzt bestimmter Merkblätter für die fraglichen und auch andere beruflichen Erkrankungen allgemein zugänglich zu machen.

Unsere Absicht ging aber noch etwas weiter, als es die gesetzliche Verfügung verlangt. Es schien uns wünschenswert, nicht nur Zahlenmaterial über diese Erkrankungen zu gewinnen, sondern auch gleichzeitig klinische Angaben, die unser Wissen erweitern könnten, auf diesem Wege zu erlangen. Wir fügten daher den Merkblättern den Entwurf eines Fragebogens bei, von dem wir glauben, daß er dazu beitragen kann, uns wertvolles, wissenschaftliches Material zu verschaffen. Daß die Erreichung dieser Absicht allerdings an die Voraussetzung gebunden ist, daß der Fragebogen einer ärztlichen Sammelstelle ausgefüllt zugesandt wird, daß der Arzt für seine Ausfüllung irgendwie entschädigt wird (vgl. Holland), sei hier nur erwähnt. Wenn also auch vorerst auf seine Einführung wohl nicht gerechnet werden kann, so sei er doch als Musterbeispiel mit aufgeführt. Daß es möglich ist, derartige Meldungen in so ausgedehnter Form zu erlangen, beweist das Beispiel der Berufsgenossenschaft der chemischen Industrie, die seit 1909 sich auf ähnlichem Formular über alle beruflichen Erkrankungen Meldung erstatten läßt.

Und nun noch einige Bemerkungen über die Form und den Inhalt der Merkblätter. Wie gesagt war es unsere Absicht, Merkblätter lediglich für den Arzt bestimmt zu verfassen, die ihm die Diagnosenstellung der betreffenden Krankheit erleichtern, manchmal vielleicht sogar erst ermöglichen sollten. Wir wollen nicht damit an die Stelle des Lehrbuches treten. Bei aller Kürze sollen sie aber alles das bringen, was zum Verständnis der Krankheit und damit zur Erkennung derselben nötig ist. Nur sicher Feststehendes dürfen sie enthalten, sie sollen keineswegs in bestehende Diskussionen eingreifen. Auch Angaben über die Therapie erübrigen sich darin meist.

Es soll also der Zweck der Blätter ein doppelter sein: durch die rasche Diagnosenstellung dem erkrankten Arbeiter baldigst zu helfen, und außerdem das gewünschte statistische Material in möglichster Vollständigkeit und Richtigkeit zu beschaffen. Neben den Angaben, wo die Krankheit hauptsächlich beobachtet wird, bei welcher Arbeit oder in welchen Betrieben sie vornehmlich auftritt, werden in ihnen die Eingangspforten des schädigenden Stoffes in den menschlichen Körper, die charakteristischen Kennzeichen der Krankheit unter besonderer Berücksichtigung der Frühsymptome und zum Schlusse noch einfache, von jedem Arzte ohne spezielle Vorbildung vorzunehmende Untersuchungsmethoden, die die Diagnosenstellung erleichtern können, besprochen werden. Schließlich werden noch jedesmal zusammenstellend einige Bemerkungen angefügt, welche Erscheinungen zur Stellung der Diagnose unbedingt berechtigen, und welche etwa einen zeitlichen oder gar dauernden Ausschluß von der Arbeit vom Standpunkte des Arztes aus rechtfertigen. Abbildungen sollen die Ausführungen vervollständigen.

Es besteht auch die Absicht, die einzelnen Merkblätter in Form von Flugblättern herauszugeben.

Den ärztlichen Blättern fügen wir noch den Entwurf zweier Merkblätter bei, die dazu dienen sollen, den Arbeiter über den Zweck der teilweise gesetzlich gebotenen ärztlichen Überwachung der Arbeiterschaft aufzuklären. Sie sollen dazu beitragen, das oft beobachtete Mißtrauen der Arbeiter gegen die ärztlichen Untersuchungen zu beseitigen, und an dessen Stelle bei den Untersuchten die Überzeugung zu setzen, daß diese lediglich zu ihrem Besten vorgenommen werden.

Wenn wir die jetzt fertiggestellten Merkblätter der Öffentlichkeit übergeben — andere sollen ihnen noch folgen —, so sind wir uns wohl bewußt, daß wir damit noch nichts Mustergültiges oder Endgültiges geschaffen haben. Wir hoffen aber, daß sie eine brauchbare Grundlage zur Weiterarbeit auf diesem Gebiete sein werden. Wir werden selbst es uns angelegen sein lassen, sie zu gegebener Zeit zu vervollständigen oder umzuarbeiten. Immerhin glauben wir aber, daß sie als der erste Versuch, der nach dieser Richtung hin unternommen ist, Beachtung in den Kreisen der Ärzte finden und schließlich auch zur Erleichterung der Durchführung einer besonderen Versicherung der Berufskrankheiten beitragen werden.

Bachfeld, Curschmann, Floret, Gerbis, Hahn, Schwerin, Westhoven, Wolff.

Geleitwort zur zweiten Auflage.

Da seit Jahren die ärztlichen Merkblätter über berufliche Vergiftungen, die wir im Jahre 1913 herausgegeben hatten, vergriffen sind, und wiederholt ihre Neuherausgabe als zweckmäßig angeregt wurde, so haben wir uns entschlossen, diesem Wunsche nachzukommen. Im allgemeinen gilt das, was im Geleitwort zur ersten Auflage bezüglich des Zweckes, den wir mit diesen Merkblättern verbinden, gesagt ist, auch heute noch. Sie sollen nicht das Lehrbuch oder das eingehende Studium der in Frage stehenden Erkrankungen ersetzen, sondern dem Arzt Hinweise für die Diagnosestellung geben, und es ihm ermöglichen, sich rasch über die in Frage kommenden Verhältnisse zu unterrichten.

Die einzelnen Merkblätter haben teilweise, so das Merkblatt über die Bleierkrankungen, über die Vergiftungen mit aromatischen Nitroverbindungen, eine dem heutigen Stand der Wissenschaft entsprechende Änderung erfahren; neue Merkblätter sind hinzugekommen. Insbesondere erschien es zweckmäßig, die Merkblätter über Schädigungen durch Reiz- und Ätzgase enger, als es bisher geschehen ist, zusammenzufassen und hier solche über Schädigungen durch Chlor, Salzsäure, schweflige Säure, Phosphoroxychlorid, Dimethylsulfat hinzuzufügen. Neu aufgenommen wurden ferner Merkblätter über die Einwirkung von Schwefelwasserstoff und Schwefelkohlenstoff, ferner von Kohlenoxydgas und Blausäure.

Auch die Abbildungen, die wir den Merkblättern beifügen, sind insofern vermehrt worden, als eine Spektraltafel den Kohlenoxydvergiftungen angefügt wurde, andere haben eine Verbesserung erfahren.

Wir hoffen, daß die Merkblätter auch in ihrer neuen Fassung sich die gleichen Freunde wie die alten erwerben werden, und daß sie ihren Zweck, ein Hilfsmittel für die Ärzte bei der Erkennung der beruflichen Erkrankungen zu sein, auch erfüllen werden. Wenn wir uns auch bewußt sind, daß ihnen, wie es aber bei der Natur des Merkblattes nicht anders sein kann, gewisse Mängel anhaften, und sie selbstverständlich nichts Vollständiges bieten können, so hoffen wir doch, mit ihnen gewissen Bedürfnissen Rechnung zu tragen.

Bachfeld, Bodong, Brückner, Curschmann, Floret, Hahn, Pfeil, Schwerin, Westhoven.

Inhaltsverzeichnis.

	Seite
Merkblatt über berufliche Bleivergiftungen	1
Anhang. Anleitung zu besonderen Untersuchungsverfahren zur Feststellung von Bleierkrankungen	4
Merkblatt über berufliche Phosphorvergiftung	6
Merkblatt über berufliche Phosphorwasserstofferkrankung	7
Merkblatt über berufliche Arsenwasserstoffvergiftung	7
Merkblatt über berufliche Quecksilbervergiftung	8
Merkblätter über berufliche Vergiftungen mit Benzol und seinen Nitro- und Amidoderivaten (Anilin)	9
1. Benzolvergiftung	9
2. Vergiftungen beim Arbeiten mit nitrierten Kohlenwasserstoffen der aromatischen Reihe unter besonderer Berücksichtigung der Dinitrobenzolvergiftung	10
Dinitrobenzol (m-Dinitrobenzol) S. 11 — Trinitroanisol S. 14 — Trinitrophenol (Pikrinsäure) S. 14	
3. Vergiftungen durch Amidoderivate des Benzols	15
Anhang. Chlorakne	17
Merkblatt über berufliche Brommethylvergiftung	18
Merkblätter über berufliche Einwirkung von Reiz- und Ätzgasen	19
Allgemeines S. 19 — Chlor S. 19 — Salzsäure S. 20 — Schweflige Säure S. 21 — Phosphoroxychlorid S. 22 — Dimethylsulfat S. 23	
Merkblatt über berufliche Erkrankung nach Einatmung nitroser Gase	23
Merkblatt über berufliche Phosgenvergiftung	25
Merkblatt über berufliche Vergiftungen mit Schwefelwasserstoff	26
Merkblatt über berufliche Vergiftungen durch Schwefelkohlenstoff	27
Merkblatt über berufliche Kohlenoxydvergiftung	28
Merkblatt über berufliche Vergiftung mit Blausäure	32
Merkblatt über die durch Chromate verursachten beruflichen Erkrankungen	33
Merkblatt 1 zur Belehrung der Arbeiterschaft über den Zweck der ärztlichen Überwachung	35
Merkblatt 2 zur Belehrung der Arbeiterschaft über den Zweck der ärztlichen Überwachung	35
Gründe und Zweck S. 35 — Ausführung der Überwachung S. 36	

Merkblatt
über berufliche Bleivergiftungen.

Vorkommen: Bei Beschäftigung mit metallischem Blei, Bleilegierungen, Bleiverbindungen oder Stoffen, die Blei oder Bleiverbindungen enthalten. Die Gefahr der Bleivergiftung ist dabei um so größer, je leichter löslich die betreffenden Stoffe im Wasser oder im Magensaft sind (Bleiglanz = Bleisulfid PbS ist praktisch ungiftig). Danach kommen Bleivergiftungen am häufigsten vor:

1. Bei Herstellung und Verarbeitung von Bleiweiß (basischkohlensaures Blei) und anderen Bleifarben, z. B. Chromgelb, chromsaures Blei;

von Bleiglätte (Bleioxyd PbO), die Verwendung findet zur Herstellung von Glas (Flintglas), Glasuren, als Flußmittel, zur Herstellung von Mennige und anderen Bleiverbindungen, insbesondere Bleisalzen, Firnis, Kitt, Bleipflaster;

von Mennige (Pb_3O_4), scharlachrote Anstrichfarbe, die außerdem zu gleichen Zwecken wie Bleiglätte Verwendung findet;

von Bleizucker, essigsaures Blei, wasserlöslich, als Beize in Färbereien, bei Firnisherstellung und Fabrikation von Bleiweiß und Chromgelb verwandt, also bei Arbeiten in den Herstellungsbetrieben dieser Stoffe, in der Glas- und keramischen Industrie, bei Malern, Lackierern, Buntdruckern, Färbern.

2. Bei Arbeiten mit metallischem Blei in Blei- und Zinkhütten, bei Herstellung von Bleigegenständen und ihrer Verwendung z. B. in Akkumulatorenfabriken, Feilenhauereien, Schrotgießereien, Walzwerken, Installationen, Bleilöterarbeiten und Verbleiungen, chemischen Fabriken und Textilfabriken.

3. Bei Herstellung und Verarbeitung von Bleilegierungen in Schriftgießereien, Buchdruckereien, Kapselfabriken, Klempnereien, der Textilindustrie, in Färbereien, Tulafabriken.

Disposition: Individuell verschieden, erhöht bei Jugendlichen und Frauen, bei schwächlichen und kranken Personen, insbesondere bei Gefäß-, Nieren- und venerischen Erkrankungen, ferner bei Trinkern.

Eingangspforten in den Körper: Der Verdauungskanal, in den Blei oder seine Verbindungen als Staub eingeatmet werden oder mit Nahrungs- und Genußmitteln, die mit bleibeschmutzten Händen erfaßt waren oder mit bleibeschmutzten Gegenständen in Berührung gekommen sind, gelangen.

Außerdem die Atmungsorgane, in die das Blei in Dampfform oder als Rauch, kolloidal in der Luft verteilte Teilchen von Blei bzw. Bleioxyd oder Bleiverbindungen gelangt; sehr selten die unverletzte Haut.

Ausscheidung des Bleies aus dem Körper: Sehr langsam durch den Verdauungskanal vom Mund bis zum After, in erster Linie durch den Kot; daneben auch durch die Harnorgane.

Wirkungsweise des Bleies in dem Körper: Das Blei wirkt insbesondere schädigend auf die Formbestandteile des Blutes, das Knochenmark, das Gefäßsystem, die Zellbestandteile der Nieren, die glatte Muskulatur, die Zellen des Zentralnervensystems.

Krankheitsverlauf: Blei hat eine kumulierende Wirkung. Die gewerbliche Bleierkrankung ist fast stets eine chronisch entstehende und chronisch verlaufende Erkrankung. In Ausnahmefällen kann die Erkrankung auch mit schweren Erscheinungen beginnen.

Man unterscheidet:

1. **Anfangsstadium** (das in seltenen Fällen auch fehlen kann): Mattigkeit, Mangel an Appetit, Kopfschmerz, fahle, etwas gelbliche Haut- und Gesichtsfarbe (Bleikolorit), blaßgraue Verfärbung der Schleimhäute, manchmal leichte Gelbfärbung der Augenbindehaut, Verdauungsbeschwerden (insbesondere Verstopfungen), Abmagerung, Bleisaum[1]), Herabsetzung des Hämoglobingehaltes (also Anämie), Veränderung des Blutbildes, insbesondere vermehrtes Auftreten granulierter Erythrozyten.

Eine Körnchenzelle in 50 Gesichtsfeldern, das Gesichtsfeld zu durchschnittlich 200 Erythrozyten gerechnet, wird als beweisend für Bleiwirkung angesehen. Das Fehlen der gekörnten Erythrozyten schließt jedoch Bleivergiftung nicht aus, wie das Vorhandensein im Frühstadium schon die Bleiwirkung anzeigen kann, ohne daß Krankheitserscheinungen eingetreten sind (Methode der Blutuntersuchung siehe nachstehend).

(Malaria, perniziöse Anämie, Leukämie, Nitrobenzolvergiftung, Kachexie bei Krebskranken zeigen auch gelegentlich Vermehrung der granulierten Erythrozyten, müssen also auf Grund des klinischen Bildes ausgeschlossen sein.)

Hämatoporphyrinurie häufig (Untersuchungsmethode nachstehend).

2. **Höhestadium:** Kolikanfälle vom Nabel nach allen Seiten ausstrahlend (schwinden oft rasch beim Aussetzen der schädigenden Arbeit), dabei hartnäckige, oft 3—4 Tage anhaltende Verstopfung, manchmal verbunden mit Blutdruckerhöhung und Albuminurie (Blutdruckerhöhung wird als vorliegend erachtet, wenn die Messung nach Riva-Rocci 150 mm und mehr Quecksilber-Blutdruck anzeigt).

---

[1]) **Bleisaum** ist ein schmaler blaugrauer Streifen dicht am Rand des Zahnfleisches (nicht auf den Zähnen), ein Zeichen von Bleivorhandensein im Körper und dessen Ausscheidung aus demselben (siehe Tafel I). Er besteht aus feinsten Bleipartikelchen, die aus den Haargefäßen der Mundschleimhaut in das umgebende Gewebe übergetreten und durch den Schwefelwasserstoff des Mundes (mangelnde Zahnpflege) in schwarzes Bleisulfid verwandelt sind.

Bleiarthralgie besonders in den oberen Gliedmaßen, Sensibilitätsstörungen, feinschlägiges Zittern der Hände (Bleizittern).

Bleilähmungen befallen vorwiegend die bei der Arbeit meist beanspruchten Muskelgruppen, also vorwiegend die oberen Gliedmaßen. Charakteristisch: Lähmung der Extensoren der oberen Gliedmaßen (Radialislähmung), meist beginnend an der Arbeitshand. Überextension der Hand oft schon erschwert im Anfangsstadium.

Bleihirnleiden. Encephalopathia saturnina (nicht sehr häufig), Kopfschmerzen, Ohrensausen, zentrale Sehstörungen, Sehnervenatrophie, Halluzinationen, Erregungszustände, Krämpfe, Psychosen.

Erkrankungen des Gefäßsystems. Arteriosklerose (mit hoher Blutdrucksteigerung verbunden), Schrumpfnieren, zunächst auch subakute Nierenerkrankungen, Veränderung der Blutbestandteile, vor allem vermehrte gekörnte Erythrozyten. Doch können diese, besonders auch nach dem Aussetzen der Bleiarbeit, fehlen. Knochennekrosen.

Erkrankungen der Geschlechtsorgane. Bei Frauen häufig Abort, Totgeburten, lebensschwache Kinder.

Allgemeiner Kräfte- und Körperverfall (Bleikachexie).

Diagnose der Bleikrankheit. Frühdiagnose (oft schwierig zu stellen): Beim Vorhandensein von Bleikolorit, Bleisaum, vermehrte Erythrozyten und Hämatoporphyrinurie beim Nachweis einer Beschäftigung mit Blei, Bleiverbindungen oder Bleilegierungen.

Einzelne dieser Symptome deuten wohl auf Bleiaufnahme in den Körper hin, ohne für Erkrankung beweisend zu sein.

Bei Auftreten von ausgesprochener Bleikolik, Bleilähmungen, Bleigehirnerkrankungen, also Anzeichen des Höhestadiums, ist die Diagnose, zumal dann fast stets auch die für die Frühdiagnose in Frage kommenden Anzeichen vorhanden sind, meist ohne weiteres zu stellen.

Anzeigepflicht: Bei Bleikolorit, Vermehrung der gekörnten Erythrozyten (mehr als 1 granuliertes rotes Blutkörperchen in 50 Gesichtsfeldern), Bleisaum und Hämatoporphyrinnachweis im Harn.

Arbeitsausschluß: Nicht zur Bleiarbeit anzunehmen sind alle weiblichen und solche männlichen Personen, die bereits einmal schwere Bleierkrankung, wiederholte Kolikanfälle, Nierenerkrankungen, Lähmungen, Sehstörungen durchgemacht haben, ferner körperlich schwächliche Personen, vor allem Tuberkulöse, Nierenkranke, Arteriosklerotiker, Syphilitiker, Trinker.

Vorübergehender Ausschluß von der Bleiarbeit: Bei gemeinsamem Auftreten der oben genannten vier Symptome, die den Betreffenden als Bleiträger erkennen lassen, Bleikolorit, Bleisaum, Vermehrung der gekörnten Erythrozyten, Hämatoporphyrinurie, ferner bei Bleikolik, und zwar mindestens bis 3 Wochen nach dem vollständigen Schwinden der obigen Erscheinungen.

Dauernder Ausschluß von der Bleiarbeit: Bei allen Erscheinungen seitens des peripheren wie des zentralen Nervensystems, vor allem bei frühzeitigem Auftreten derselben und im Wiederholungsfalle, bei Bleilähmung, Sehstörung, Gehirnerscheinungen bei Gefäß- und chronischen Nierenerkrankungen. Insbesondere ist dauernder Ausschluß dann geboten, wenn das wiederholte Auftreten in ihrer Schwere sich steigernder Bleierkrankung eine besondere Empfindlichkeit des Körpers gegenüber Blei erkennen läßt.

Tuberkulöse, Syphilitiker und Trinker sind ebenfalls auf die Dauer von der Bleiarbeit auszuschließen.

Anhang.
Anleitung zu besonderen Untersuchungsverfahren zur Feststellung von Bleierkrankungen.

1. **Hämoglobinbestimmungen.** Sie werden zweckmäßig mit der Tallquist'schen Hämoglobinskala vorgenommen. Die Herabsetzung des Hämoglobins auf 80% oder weniger gilt als Zeichen der Anämie.

2. **Die Untersuchung des Blutes auf granulierte Erythrozyten.** Ein durch Nadelstich in das mit Alkohol oder Äther gereinigte Ohrläppchen gewonnenes, beim Hervorquellen sogleich abgenommenes Bluttröpfchen wird mit zwei dünnen Deckgläschen oder besser zwischen zwei Objektträgern fein ausgezogen. Zu dick aufgezogene Blutpräparate sind zu verwerfen, da in diesen die roten Blutzellen nicht nebeneinander, sondern in Geldrollenform liegen.

Die Färbung erfolgt entweder nach

a) Methode Schwarz[1]) (modifizierte Mansonfärbung):

Lösung I	Lösung II
100 ccm H_2O	0,28 g NaOH (fest)
2 g Borsäure	100 ccm H_2O.
1 g Methylenblau.	

Gebrauch: Härten 3—5 Minuten in Methylalkohol. Lufttrocknen. Färben 5 Sekunden mit frisch herzustellender Mischung:

      6 Tropfen Lösung I
      8 Tropfen Lösung II
      10 ccm Aqu. dest.

Abspülen. Trocknen. (Nur abgekochtes destill. H_2O verwenden.)

Oder besser nach

b) Methode Schmidt-Koch[2]) (Azur II Giemsa):

      0,05 Azur II (Giemsa)
      100 ccm H_2O.

Gebrauch: Härten 15 Minuten in absol. Alkohol. Lufttrocknen. Färben 2 Minuten.

3 mal ganz kurz abspülen und trocknen mit Fließpapier.

---

[1]) Schwarz, L.: Über eine einfache Verbesserung der Mansonfärbung. Klin. Wochenschr. 1922, Nr. 49.

[2]) Schmidt, P.: Über Bleivergiftung und ihre Erkennung. Arch. f. Hyg. Bd. 63, H. 1. 1907.

Koch, W.: Virchows Arch. f. pathol. Anat. u. Physiol. 1924.

Die mikroskopische Untersuchung der Präparate erfolgt mit $^1/_{12}$ Ölimmersion bei voller Belichtung und schärfster Einstellung jedes Gesichtsfeldes mit der Mikrometerschraube.

Die Erythrozyten erscheinen als blaßgrüne runde Scheiben, in denen die basophilen Körnchen als feinste blauschwarze, kranzförmig gestellte oder das ganze Blutkörperchen einnehmende Pünktchen oder Splitter erkennbar sind. Die Kerne der weißen Blutzellen sind dagegen kräftig blau gefärbt. Es werden mindestens 200 Gesichtsfelder durchgemustert. Wenn in 50 Gesichtsfeldern — das Gesichtsfeld zu durchschnittlich 200 Erythrozyten gerechnet — sich mehr als eine Körnchenzelle befindet (gleich 100 granulierte Erythrozyten auf 1 000 000 rote Blutkörperchen), so gilt der Befund als positiv, bei einem granulierten Erythrozyten in 10 Gesichtsfeldern als unbedingt beweisend.

3. **Blutdruckmessungen.** Sie werden mit dem Apparat von Riva-Rocci unter Verwendung der Recklinghausen'schen Manschette vorgenommen. 150 mm Quecksilber-Blutdruck zeigen eine deutliche Steigerung an.

4. **Untersuchung des Harns auf Hämatoporphyrin.** Sie erfolgt zweckmäßig nach dem Verfahren von Garrod.

Zu 500 ccm Harn (einschließlich des Morgenharns) sind 100 ccm 10 %ige Natronlauge zu setzen. Fallen die Phosphate rötlich bis rotviolett zu Boden, so ist Hämatoporphyrin mit großer Wahrscheinlichkeit reichlich vorhanden, vorausgesetzt, daß die Guajak-Blutprobe negativ ausfällt. Die Phosphate läßt man dann in einem hohen Zylinder sich vollständig absetzen, gießt den klaren Harn ab, füllt mit Wasser auf und läßt nochmals behufs Entfernung des Alkalis absetzen. Das Sediment wird auf Fließpapier filtriert und möglichst getrocknet (es ist hierzu mindestens einen halben Tag lang bei Zimmertemperatur zu halten); hierauf wird es in einer Reibeschale mit 5% Salzsäure enthaltendem absolutem Alkohol allmählich gelöst, einige Stunden stehen gelassen und alsdann durch ein Fließpapierfilter filtriert; das Filter wird mit salzsaurem Alkohol so lange ausgewaschen, bis das Filtrat 10 ccm an Menge beträgt.

Das klare Filtrat ist sodann im Spektroskop zu untersuchen, z. B. im geradsichtigen Taschenspektroskop; sind Absorptionsstreifen im Orange und besonders im Grün sichtbar, so ist Hämatoporphyrin enthalten. Es ist hierauf mit 2% Salzsäure enthaltendem Alkohol zu verdünnen, bis die Streifen im Spektroskop verschwinden. Die zur Verdünnung erforderlich gewesene Menge hat man zu vermerken. Ist der Streifen im Grün noch bei Verdünnung von 1 zu mehr als 50 (d. h. 10 ccm ursprüngliches Filtrat + 40 ccm salzsaurer Alkohol) sichtbar geblieben, so ist Bleiwirkung anzunehmen. Die Spektroskopie soll immer in derselben mindestens 5 cm langen Glaskammer vorgenommen werden.

Merkblatt
über berufliche Phosphorvergiftung.

Vorkommen: Praktisch giftig ist nur der weiße (gelbe), nicht der amorphe rote Phosphor.

Phosphorvergiftung daher nur bei der Herstellung des Phosphors aus Phosphoriten, Koprolithen, Knochenasche in Knochenmühlen, bei Erzeugung von Phosphorbronze, ferner, soweit dies noch gestattet ist, bei der Herstellung von Zündhölzern aus gelbem Phosphor, bei der Zündhütchen- und Zündstreifenfabrikation.

Disposition: Individuell verschieden, bei Schwächlichen oder organisch Kranken erhöht. Besondere Empfänglichkeit beim Vorhandensein schlechter Zähne.

Eingangspforte: Aufnahme in Dampfform oder häufiger in Substanz mit den damit beschmutzten Fingern oder beschmutzten Nahrungsmitteln in den Verdauungskanal.

Ausscheidung: Durch Darm und Nieren.

Wirkungsweise: Allgemeinwirkung Schwächung der Widerstandskraft fast aller Gewebe, besonders des Blutes und des gesamten Knochensystems. Appositionsvorgänge im Innern der Knochen, später Resorptionserscheinungen mit periostaler Knochenneubildung und sekundärer Infektion und Nekrose, Lokalwirkung, vielleicht nur Lokalisierung der Allgemeinerkrankung, an dem Unterkieferknochen.

Symptome: Die berufliche Phosphorerkrankung ist stets eine chronische, Anfangssymptome: allgemeine Schwäche, Verdauungsbeschwerden, Anämie.

Eigentliche Erkrankung meist von einem kariösen Zahn ausgehend, Speichelfluß, Anschwellung des Unterkiefers, Schwellung und Entzündung der Mundschleimhaut, Knochenentzündung am Unterkiefer, Nekrose eines Knochenstückes, Einkapselung desselben durch Knochenneubildung (Totenlade), Durchbruch nach außen, Fistelbildung,

Im Anschluß Zunahme der Allgemeinerscheinungen, Kachexie, manchmal erhöhte Brüchigkeit des Knochengerüstes, unter Umständen Sepsis, Exitus.

Frühdiagnose: Aus der zunehmenden Anämie, dem Auftreten von Erkrankungen der Mundschleimhaut mit Wahrscheinlichkeit zu stellen.

Diagnose: Durch die Lokalisierung der Knochennekrose bei Beschäftigung mit Phosphor einwandfrei.

Prognose: In bezug auf Heilung ungünstig.

Meldung: Zu erstatten erst beim Beginn typischer Unterkiefererkrankung.

Arbeitsausschluß: Bei Auftreten einer Anämie und Mundhöhlenerkrankung bis 3 Wochen nach deren Schwinden, bei Unterkiefernekrose auf die Dauer.

Ärztliche Merkblätter. 2. Auflage. Tafel I.

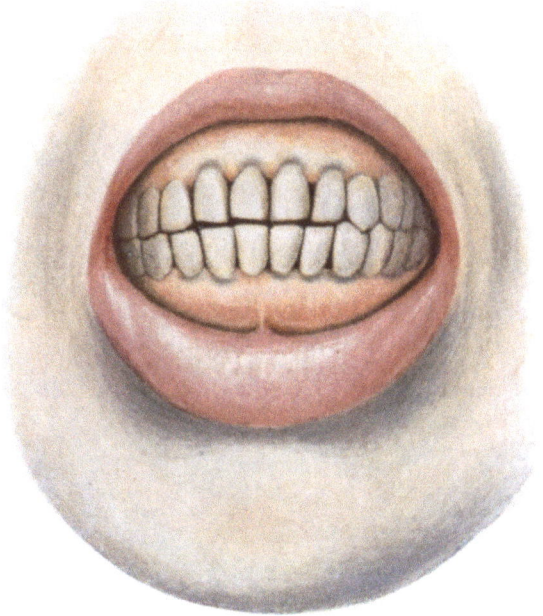

Bleisaum.

Verlag von Julius Springer in Berlin.

Ärztliche Merkblätter. 2. Auflage.

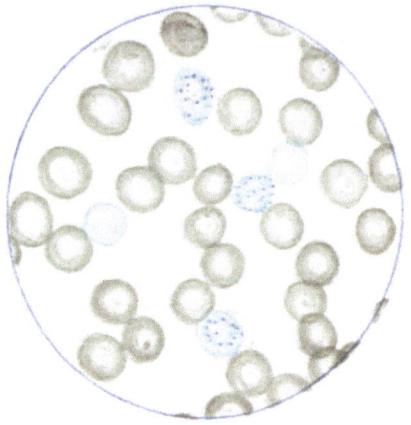

Blut bei Bleivergiftung
mit mäßigen Veränderungen.

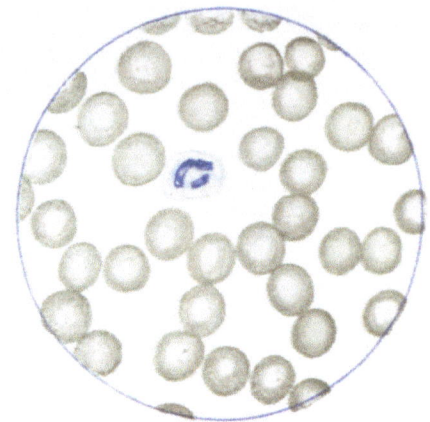

Normalblut.

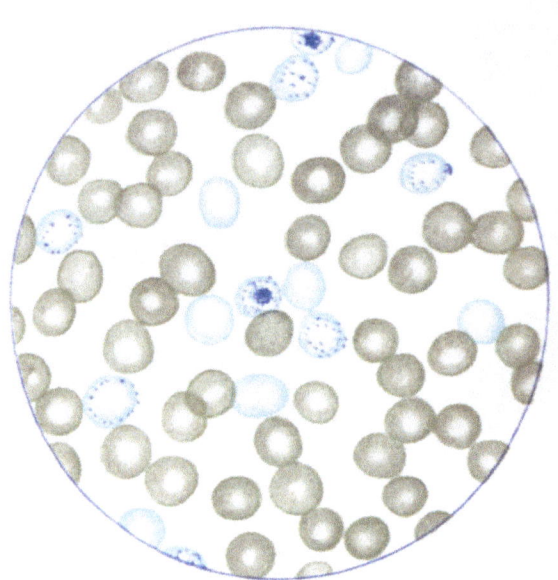

Blut bei Bleivergiftung mit starken Veränderungen.

Verlag von Julius Springer in Berlin.

Merkblatt
über berufliche Phosphorwasserstofferkrankung.

Vorkommen: Darstellung und Verwendung von gelbem Phosphor, Darstellung des Azetylengases, Gewinnung, Aufbewahrung und Verwendung von Ferrosilizium.

Disposition: Der menschliche Körper ist schon gegen Spuren (0,14 mg im Liter Einatmungsluft) des Gases empfindlich.

Eingangspforte: Nur in Gasform durch die Atmungswege. Ausscheidung durch die Atmungsluft.

Wirkungsweise: Kumulation, Wirkung auf das Zentralnervensystem, Transport durch das Blut dorthin, ohne dieses wahrnehmbar zu verändern. Schädigung der Blutgefäße; Ausdruck derselben kleine Blutungen in den Lungen und der Pleura.

Symptome: Die Krankheit ist stets durch einmalige kurzdauernde Einatmung verursacht und setzt unmittelbar nach der Einatmung ein. Der Verlauf ist gewöhnlich rasch. Stechender Schmerz bei der Atmung, Atmungsbehinderung (im Anschluß daran eventuell Entzündungen des Lungengewebes). Bald Bewußtlosigkeit, klonische und tonische Krämpfe, Verflachung von Puls und Atmung, eventuell Tod. In leichten Fällen rasche Genesung, meist ohne Folgen.

Diagnose: Nur im Zusammenhange mit der Kenntnis von der Möglichkeit der Einatmung des Gases zu stellen.

Sektionsbefund nicht charakteristisch. Nachweis des Gases im Körper meist unmöglich. Blut völlig normal.

Meldung: Nur zu erstatten, wenn unter Berücksichtigung des geschilderten Krankheitsbildes, speziell beim Vorhandensein der Schmerzen bei der Atmung und der rasch eintretenden Bewußtlosigkeit, bei entsprechender Beschäftigung die Diagnose gesichert ist.

Merkblatt
über berufliche Arsenwasserstoffvergiftung.

Vorkommen: Arsenwasserstoff bildet sich überall da, wo sich aus arsenhaltigen Metallen und arsenhaltigen Säuren Wasserstoff entwickelt. Viele Metalle, wie Eisen, Zink, Blei usw., und ebenso die gebräuchlichen Säuren (Schwefelsäure, Salzsäure) enthalten meist Arsen. Besonders stark wirken verdünnte Säuren auf Metalle ein, so daß gerade die Verdünnung der Säure (z. B. beim Reinigen von Säurebehältern usw.) die Gefahr der Arsenwasserstoffbildung herbeiführt. Ebenso enthält Wasserstoff, gleichgültig wie er hergestellt ist, also auch der elektrolytisch gewonnene, fast stets Arsenwasserstoff (Ballongas, Knallgasgebläse). Es kommt daher sowohl in der mechanischen als auch chemischen Industrie zur Bildung dieses Gases.

Aufnahme: Als Gas durch die Atmungsorgane; schon ein Gehalt von 0,05 ⁰/₀₀ in der Einatmungsluft wirkt schädlich.

Wirkungsweise: Auflösung der Erythrozyten.

Symptome: Erst nach mehrstündiger Latenzzeit Übelkeit, Erbrechen, Leibschmerzen, mitunter Durchfall, Rücken- und Gliederschmerzen, Ohnmacht, Herzschwäche, leichte Zyanose, in allgemeinen Ikterus übergehend (erst nach 16—24 Stunden), Blutharnen, Hämoglobinurie, ev. Urinverhaltung, Nierenentzündung, Urämie, Leber- und Milzschwellung. Im Blute mangelhafte Geldrollenbildung, ausgelaugte Erythrozyten, basophil gekörnte Erythrozyten, starke Abnahme der Erythrozyten, schließlich Auftreten kernhaltiger roter Blutkörperchen (Regeneration). Häufig tödlicher Ausgang, andernfalls Prognose für völlige Genesung günstig.

Diagnose: Auf Grund des plötzlich auftretenden Ikterus und Blutharnens bei völlig gesunden Menschen zu stellen.

Anzeigepflicht: Auf Grund der beiden die Diagnose sichernden Erscheinungen.

Untersuchungsmethoden: Färbung des lufttrockenen Präparates mit Eosin- oder Methylenblaulösung.

Therapie: Sauerstoffinhalationen, Morphium- (in kleinen Dosen) eventuell bei Herzschwäche Kampferinjektionen.

Flüssigkeitszufuhr (Tropfklistiere), unter Umständen Kochsalzwasserinfusionen.

Merkblatt
über berufliche Quecksilbervergiftung.

Vorkommen: In Deutschland nur vereinzelt. Quecksilberbergwerke, bes. Quecksilberhütten (Verarbeitung des Stupp), Hutfilzfabriken und Haarschneidereien (quecksilberhaltige Beize), Thermometer- und Barometerfabriken (teilweise Heimarbeit), Feuervergoldereien, Amalgamierungsprozesse, Glühbirnenherstellung (Quecksilbervakuumpumpe), in Quecksilberspiegelbeleganstalten, soweit solche noch bestehen.

Disposition: Individuell sehr verschieden.

Eingangspforte: Als Dampf bei seiner leichten Verdampfbarkeit durch die Lungen, ferner durch die unverletzte Haut, wohl auch durch die Verdauungsorgane (beschmutzte Finger, Nahrungsmittel).

Ausscheidung: Durch den Magen-Darmkanal.

Wirkungsweise: Auf das Zentralnervensystem, Anregung des Gewebszerfalles, Zerstörung der roten Blutkörperchen.

Symptome: Die Symptome sind verschieden je nach dem Tempo der Quecksilberaufnahme. Bei großen Dosen Vorherrschen der Reizungen und Entzündungen des Magen-Darmkanals, Gingivitis, Erbrechen, Darmschmerzen, Durchfälle; bei langsamer Giftaufnahme oft unter Fehlen dieser Anzeichen zuerst scheues Wesen bei leichter Erregbarkeit (Erethismus), grobschlägiger Intensionstremor der oberen Gliedmaßen, der von da auf Kopf und schließlich die unteren Gliedmaßen übergehen kann. Dadurch zunehmende Erschöpfung und ev. Tod. Sonst fortschreitende Anämie und Kachexie. Prognose für Wiederherstellung ungünstig.

Diagnose: Auf Grund der Erscheinungen des Verdauungskanals nur beim Bekanntsein der Beschäftigung mit Quecksilber zu stellen. Bei grobschlägigem Intensionstremor auf Grund dieser Symptome allein. Ausschluß von der Arbeit bis zum Schwinden der Erscheinungen bei Gingivitis und Darmerscheinungen, auf die Dauer bei allen nervösen Erscheinungen und beginnender Kachexie.

Anzeigepflicht: Auf Grund der Darmerscheinungen und des Intensionstremors.

Merkblätter
über berufliche Vergiftungen mit Benzol und seinen Nitro- und Amidoderivaten (Anilin).

1. Benzolvergiftung.

Vorkommen: Selten bei der Herstellung von Benzol und seinen Homologen. Öfter bei seiner Verwendung und Weiterverarbeitung in der Teerfarbenindustrie, besonders aber in der Kautschukindustrie, und wo es sonst zum Lösen oder Reinigen von Kautschuk, Harzen und anderen Substanzen dient. Ferner in Färbereien und Reinigungsanstalten, bei Verwendung von in Benzol gelösten Farben, Lacken u. dgl. (Rostschutzmittel).

Disposition: Individuell verschieden. Frauen, besonders in den Entwicklungsjahren, erkranken leichter als Männer.

Eingangspforte: Bei seinem niedrigen Siedepunkte in erster Linie die Atmungswege (akute Vergiftungen, fast vollständige Absorption), daneben aber auch die unverletzte Haut (subakute, chronische Vergiftungen) infolge seines Fettlösungsvermögens[1]).

Ausscheidung: Hauptsächlich durch die Ausatmungsluft.

Wirkungsweise: Narkotische Wirkung ohne Blutveränderung bei großen Dosen, in chronischen Fällen Degeneration des Protoplasmas der organischen Zellen, besonders der Blutgefäße. Rohbenzol ist giftiger als Reinbenzol.

Symptome:

1. Akute Form, stets durch Gaseinatmung hervorgerufen (Unfall):

In leichten Fällen: Schwindel, Kopfschmerzen, Rauschzustand (Euphorie), leichte Benommenheit, Brech- und Hustenreiz, Rötung des Gesichtes.

In schweren Fällen: Muskelzuckungen, Frostschauern ähnlich, bis zu klonischen und tonischen Krämpfen, Bewußtlosigkeit, Haut blaß,

---

[1]) Benzol ist bei Aufnahme durch die Verdauungsorgane erst in sehr großen Dosen von mehreren Gramm giftig.

sichtbare Schleimhäute kirschrot, Blut hellrot, mikroskopisch und spektroskopisch unverändert.

In schwersten Fällen: Delirien, Tod.

2. Subakute und chronische Form (Aufnahme des Benzol durch die Haut, Berufserkrankung).

Kleine Hautblutungen, Blutungen aus den Schleimhäuten, ähnlich dem Morbus maculosus Werlhofii, bei Frauen Gebärmutterblutungen. Als Folge zunehmende Anämie, Abnahme der roten und weißen Blutkörperchen. Fettige Degeneration der Blutgefäße, Herz, Leber, Nieren. Vielfach tödlicher Ausgang.

Diagnose: Akute Vergiftung: Geruch der Ausatmungsluft nach Benzol, auffallende Hellrotfärbung der sichtbaren Schleimhäute, Rauschzustand.

Subakute, chronische Form: Erscheinungen der Blutfleckenkrankheit, besonders wenn gleichzeitig die Möglichkeit der Benzolaufnahme vorliegt.

Frühdiagnose der chronischen Form: Bei zunehmender Anämie, starken menstrualen und besonders außermenstrualen Blutungen.

Anzeigepflicht: Nur bei dem ausgesprochenen Bild der Blutfleckenkrankheit und dem gleichzeitigen Nachweis der Benzolaufnahme in den Körper.

Die akute Vergiftung ist als Unfall an sich schon anzeigepflichtig.

Arbeitsausschluß: Frauen sollen nicht mit Benzol beschäftigt werden. Zunehmende Anämie, besonders Hautblutungen, bedingen Ausschluß auf die Dauer.

2. Vergiftungen beim Arbeiten mit nitrierten Kohlenwasserstoffen der aromatischen Reihe, unter besonderer Berücksichtigung der Dinitrobenzolvergiftung.

Zu den praktisch wichtigen Nitroverbindungen der Kohlenwasserstoffe gehören das Mononitrobenzol, das Dinitrobenzol, das Dinitrotoluol, das Trinitrotoluol (roh und umkristallisiert), das Dinitronaphthalin, das Tetranitronaphthalin, das Trinitroanisol und das Trinitrophenol (Pikrinsäure).

Sie finden Verwendung in Teerfarbenfabriken, in Sprengstoffabriken, Munitionsfüllstellen und -entladestellen, Seidenfabriken, Parfümerien (Mirbanöl) und pharmazeutischen Betrieben.

Die verschiedenen Nitrokörper des Benzols und seiner Homologe weisen in ihrer Beziehung zum menschlichen Körper, Eingangspforte, Wirkungsweise, Krankheitserscheinungen, im allgemeinen die gleichen Verhältnisse auf und unterscheiden sich nur durch mehr oder minder verschiedene Giftigkeit gegenüber dem menschlichen Körper voneinander. senbesondere bedeutet im allgemeinen eine Vermehrung der Nitrogruppen In ei erhöhte Giftigkeit, während anderseits die Verbindungen, in denen die die Wasserstoffe des Benzolringes ersetzenden Gruppen in Parastellung stehen, giftiger erscheinen als diejenigen mit Ortho- bzw. Metastellung dieser Gruppen.

Im allgemeinen können aber die nachstehenden Angaben über die Wirkungen von Dinitrobenzol für alle Nitrokörper der aromatischen Kohlenwasserstoffe gelten.

Besondere Eigentümlichkeiten weisen die beiden nachfolgend besprochenen Nitrokörper „Trinitroanisol" und „Trinitrophenol" (Pikrinsäure) auf.

Dinitrobenzol (m-Dinitrobenzol).

Die Disposition zur Erkrankung zeigt beträchtliche persönliche Verschiedenheit; sie ist größer sowohl bei jugendlichen Personen, als auch bei denen des höheren Alters, ferner bei Frauen, besonders in den Entwicklungsjahren und zur Zeit der Menstruation, auch während der Schwangerschaft und in der Stillperiode. Es erkranken vorzugsweise körperlich schwächliche Personen, Unterernährte mit geringem Fettpolster, Übermüdete, ferner Personen mit organischen Erkrankungen (besonders der Kreislauf- und Ausscheidungsorgane) sowie Stoffwechselkranke und in der Genesung Begriffene. Bei akuten Erkrankungen (namentlich an Infektionskrankheiten) ist die Widerstandskraft des Körpers sowohl gegenüber denjenigen Giftmengen herabgesetzt, welche schon einverleibt sind, als auch gegenüber solchen, die neu aufgenommen werden; daher ist der Ausbruch solcher Krankheiten meist von Vergiftungserscheinungen begleitet. Ausschweifungen und selbst geringer Alkoholgenuß (auch nach der Arbeit), Antritt der Arbeit am Morgen bei nüchternem Magen, Erschöpfung erhöhen die Disposition. Verletzungen und Erkrankungen der Haut, aber auch schon starke Schweißbildung erleichtern den Eintritt des Giftes durch die Haut in den Körper.

Wer einmal eine Dinitrobenzolvergiftung durchgemacht hat, pflegt in erhöhtem Maße für die Erkrankung empfänglich zu sein.

Eingangspforte des Giftes in den Körper ist in erster Linie die Haut, nicht nur wenn sie beschädigt oder erkrankt ist, sondern selbst wenn sie keine Verletzung aufweist. Auch durch die Atmungs- und Verdauungsorgane wird das Gift in Staub oder Dampfform aufgenommen.

Ausgeschieden wird das Gift in Form von Abbauprodukten wie Amidophenol aus dem Körper mit dem Harn und der Atmungsluft.

Die Wirkung des Giftes äußert sich in einer Schädigung des Blutfarbstoffs, in Methämoglobinbildung, in Zerstörung der roten Blutkörperchen, die beide auf die Wirkung von Abbauprodukten zurückzuführen sind, und in Schädigungen namentlich parenchymatöser Organe, insbesondere der Leber.

Krankheitserscheinungen: 1. Bei der akut entstandenen Form: a) Subjektive Zeichen. In leichten Fällen klagt der Kranke über allgemeines Unbehagen und Mattigkeit, Kopfschmerzen, Appetitlosigkeit, Verdauungsstörungen, Hautjucken; in schweren Fällen über Angstgefühl, Ohrensausen, Kurzatmigkeit, Parästhesien (Ameisenlaufen),

Schwindelgefühl (bis zum Taumeln), Ohnmachtsgefühl, Schlaflosigkeit, Beschwerden beim Harnlassen, Herzklopfen.

b) Objektive Zeichen. In leichten Fällen bestehen allgemeine Blässe, bläuliche Verfärbung der sichtbaren Schleimhäute, leichte Zyanose. In schweren Fällen sind ausgesprochene, oft graublaue Zyanose (manchmal auch am Rumpf), auffallende Blässe oder bisweilen gelbliche Färbung der Schleimhäute, Schweißausbruch, erschwerte Atmung, Erbrechen, Bewußtseinstörungen (bis zum Koma), Lähmungserscheinungen, Krämpfe, fibrilläre Muskelzuckungen, beschleunigte, matte Herztätigkeit feststellbar. Das Blut ist bräunlich verfärbt, dick und zähflüssig. Methämoglobin ist dann stets nachweisbar. Nach 1—2 Tagen treten Degenerationserscheinungen an den roten Blutkörperchen auf, oft gleichzeitig mit Regenerationsformen. Im Harn lassen sich häufig Hämatoporphyrin (Porphyrin), Hämoglobin, Methämoglobin (vgl. Spektraltafel), Gallenfarbstoffe, Eiweiß und Zylinder nachweisen.

Die Erscheinungen können selbst nach 8—12 Stunden oder noch später, nachdem der Betreffende zuletzt mit dem Gift in Berührung gekommen war, manchmal ausgelöst durch Alkoholgenuß, auftreten.

Die Prognose ist überwiegend günstig; abgesehen von den seltenen Todesfällen, erfolgt eine Wiederherstellung in der Regel auffallend rasch und vollständig.

2. Bei der subakut und der chronisch entstandenen Form:

a) Subjektive Zeichen. Der Kranke klagt über Mattigkeit, Kopfschmerzen, Verdauungsbeschwerden, insbesondere Brechreiz, schlechte Geschmacksempfindung, weiterhin über Schwindelgefühl (bis zum Taumeln), Augenflimmern, Ohnmachtsgefühl, Brustbeklemmung mit Kurzatmigkeit, Herzklopfen, manchmal auch über Druckempfindlichkeit oder Schmerzen in der Magen- und Lebergegend.

b) Objektive Zeichen. Zu Beginn der Erkrankung zeigen sich namentlich zunehmende Anämie, eine Abnahme der Zahl der roten Blutkörperchen, ein Sinken des Hämoglobingehalts (oft bis auf 40 oder 30%) und des Körpergewichts; die Haut ist dabei trocken, schlaff und kühl. Frühzeitig schon tritt ferner, nachdem zuvor eine Gelbfärbung an den Augen festzustellen war, eine ikterische Färbung der Haut auf. Diese nimmt bis zu ausgesprochener allgemeiner Gelbsucht zu, oft begleitet und verschleiert durch eine im Laufe der Erkrankung immer stärker auftretende Zyanose; infolgedessen nimmt die Haut oft eine fahlgelbe oder schmutzig gelblichgraue Farbe an. Aber selbst diese Erscheinungen werden häufig beobachtet, ohne daß erhebliche subjektive Krankheitsbeschwerden vorhanden sind.

Auf der Höhe oder bei unvorhergesehenem Ausbruch der Krankheitserscheinungen, die sich oft durch plötzliche ohnmachtsähnliche Zustände einleiten, wird das Krankheitsbild gekennzeichnet durch meist bläuliche, oft blauschwarze Verfärbung der Haut (besonders an den Ohren, Lippen und Fingerspitzen) und durch beschleunigte, matte, manchmal unregelmäßige Herztätigkeit; die Haut- und Sehnenreflexe sind erhöht, oft besteht schwere Bewußtseinstrübung, verbunden mit

Erregungszuständen und Krämpfen. Im Blut, das teerartig, braunrot ist, läßt sich meist Methämoglobin nachweisen. Die Zahl der roten Blutkörperchen ist vermindert, zugleich finden sich deren Degenerations- und Regenerationsformen (ähnlich wie bei der perniziösen Anämie). Im Harn sind fast stets Gallenfarbstoff und Urobilin, öfters Eiweiß und Zylinder, Hämoglobin, Methämoglobin, Hämatoporphyrin (Porphyrin) vorhanden. Bei Frauen werden auffallend häufig Amenorrhöe, in seltenen Fällen starke Menstruationsblutungen bei heftigen Schmerzen beobachtet. In den schwersten Fällen tritt nach anfänglicher Schwellung eine Verkleinerung der Leber auf (besonders bei Frauen), ferner eine Vergrößerung der Milz. Auf der Haut entstehen zuweilen knötchenförmige Ekzeme mit starker Rötung und Schwellung; selten sind Schleimhautgeschwüre am Penis.

Die Prognose ist, ausgenommen bei den mit Leberschrumpfung einhergehenden Erkrankungen, günstig; vollständige Heilung der Blutveränderungen ist jedoch langwierig.

Die Sektion ergibt oft wenig Besonderheiten; zuweilen werden Blutaustritte in den Organen, schlaffe, blasse Herzmuskulatur, manchmal Leberschrumpfung mit den Anzeichen der fettigen Degeneration (ähnlich wie bei der akuten gelben Leberatrophie), ferner Nierenveränderungen festgestellt.

Diagnose: 1. der akut entstandenen Form: Bei bestehender Zyanose ist der Nachweis der Beschäftigung mit Dinitrobenzol[1]) oder eines Unglücksfalles, bei dem der Körper oder die Kleider des Erkrankten stark mit Dinitrobenzol beschmutzt wurden, von großer Bedeutung, sodann die Feststellung von Methämoglobin im Blute, ferner von Hämatoporphyrin (selten von Dinitrobenzol) im Harn.

2. der subakut und der chronisch entstandenen Form: Sofern der Nachweis erbracht ist, daß eine Berührung mit Dinitrobenzol vorausgegangen ist, sind Erkrankungen dieser Art als festgestellt anzusehen, wenn außer Zyanose und Ikterus Methämoglobinbildung und Zerfall der roten Blutkörperchen, dadurch bedingte zunehmende Anämie, manchmal bei gleichzeitiger Abnahme der Zahl der roten Blutkörperchen, ferner Leberschrumpfung vorhanden sind.

Die Frühdiagnose der unter Nr. 2 aufgeführten Formen wird beim Bestehen von Ikterus (an den Augen beginnend) und von Anämie bei erwiesener Beschäftigung mit Dinitrobenzol ermöglicht.

Maßnahmen gegenüber den Erkrankten: 1. Behandlung: Entfernung aus dem Arbeitsraum. Kühles Reinigungsbad. Verbringen in frische Luft. Unter Umständen kommt die Verabreichung von Milch in Betracht; bei vorhandener Zyanose ist Sauerstoffeinatmung, die möglichst frühzeitig einzuleiten und dann längere Zeit ununterbrochen oder in kurzen Zwischenräumen durchzuführen ist, vorzunehmen. Gegebenenfalls wird ein reichlicher Aderlaß und die Infusion physiologischer Koch-

---

[1]) Die gelbbraune Färbung der Hände und Haare, die (als Xanthoproteinreaktion) sich beim Arbeiten mit Nitrokörpern gewöhnlich einstellt, gibt einen Hinweis, daß der Kranke mit Dinitrobenzol in Berührung gekommen sein kann.

salzlösung oder Ringerscher Lösung oder alkalischer Salzlösung in Erwägung zu ziehen sein. Bei schwacher Herztätigkeit sind Exzitantien anzuwenden (wie Kampfer und Koffein; Alkohol ist unbedingt zu vermeiden). Die Gewährung kräftigender Kost und eine zweckmäßige Lebensweise beschleunigen die Genesung, die außerdem durch Arsenikkuren gefördert werden kann.

2. **Zeitweiliger Ausschluß von der Arbeit mit Dinitrobenzol.** Diese Maßnahme ist erwünscht, wenn bei bestehender Zyanose sich Ikterus (an den Augen) entwickelt; sie ist notwendig beim Nachweise von Methämoglobin und bei starker Abnahme der Zahl der roten Blutkörperchen (beim Sinken des Hämoglobingehaltes auf 70% nach Tallquist oder auf 60% nach Sahli[1]) und weniger). Der Ausschluß muß noch 8—14 Tage lang nach der völligen Beseitigung aller Bluterscheinungen aufrecht erhalten werden.

3. **Dauernder Ausschluß von der Arbeit mit Dinitrobenzol.** Diese Maßnahme ist erforderlich bei Personen, die Leberveränderungen gezeigt haben oder die zu Dinitrobenzolvergiftung neigen, ferner bei Frauen während der Schwangerschaft und solange sie stillen.

Trinitroanisol.

Allgemeinvergiftungen durch Trinitroanisol sind bisher nicht beobachtet worden. Der Stoff besitzt jedoch die Eigentümlichkeit, auf die Haut stark reizend einzuwirken. Die Hautentzündungen, die häufig schon nach kurzer Beschäftigung auftreten, befallen in der Regel zunächst die unbedeckten Körperstellen, können aber auf den ganzen Körper übergehen. Sie sind teils nässend, teils furunkulös oder pustulös und gehen mit starkem Jucken einher. Gegen diese Reizwirkung sind nicht alle Arbeiter in gleicher Weise empfindlich. Bei den Hauterkrankungen hat sich die Anwendung von Salben (Naphthalan- und Zinksalbe) bewährt.

Trinitrophenol (Pikrinsäure).

Ein Fall von Allgemeinvergiftung bei gewerblicher Verarbeitung dieses bitter schmeckenden Stoffes ist bisher nicht bekannt geworden. Der Stoff färbt nur infolge seiner Eigenfarbe die Haut und die Haare gelb oder grünlichgelb, so daß also diese Haut- und Haarfarbe nicht als Zeichen einer krankhaften Veränderung anzusehen ist. Mitunter treten bei den mit Pikrinsäure Beschäftigten Hautreizungen (juckende, nässende, bläschenförmige Ekzeme) auf. Auch sind zuweilen leichte schädigende Einwirkungen auf den Magen-Darmkanal beobachtet worden.

---

[1]) Die Röhrchen sind vor der Benutzung auf die Richtigkeit ihres Fassungsvermögens durch Auswägen zu prüfen.

3. Vergiftungen durch Amidoderivate des Benzols.
(Anilin und ähnlich aufgebaute Körper.)

Vorkommen: Herstellung und Verarbeitung von Anilin- und Anilinfarben. Herstellung photographischer und pharmazeutischer Produkte.

Disposition: Individuell sehr verschieden; sonst entsprechend den Verhältnissen bei den Nitroprodukten.

Eingangspforte: Vor allem die Haut, bei pulverförmigen Körpern auch die Verdauungsorgane (Verschlucken von eingeatmetem Pulver oder solchen Partikelchen, die sich im Bart und auf den Lippen festsetzen, besonders beim Genuß von Alkohol). Flüchtige oder staubförmige Körper können auch eingeatmet werden. Giftige Dosis bei Hautaufnahme am kleinsten.

Ausscheidung: Durch den Harn als Anilin selbst in geringen Mengen, hauptsächlich als Paraamidoschwefelsäure, in kleinsten Mengen durch die Ausatmungsluft. Erhebliche Ausscheidung in den Magen-Darmkanal.

Wirkungsweise: Umwandlung des Oxyhämoglobins in Methämoglobin und Auflösung der roten Blutkörperchen.

Symptome: Paraverbindungen sind meist giftiger wie Ortho- und Metaverbindungen.

1. **Akute Form:** Zyanose, als äußerlich sichtbarer Ausdruck der Blutfarbstoffveränderung, zunächst ohne subjektive Klagen, dann Kopfschmerzen, Schwindel, Müdigkeit, leichte Erregung (Anilinpips), Schwerbeweglichkeit, Appetitmangel, Verstopfung. In schweren Fällen tiefblaue Zyanose, ev. Blaufärbung ganzer Körperteile, Dyspnoe, jagender, stark gespannter Puls, Benommenheit, Erbrechen, starkes Durstgefühl, starke Urinsekretion, Urin wasserhell, sehr selten Strangurie, blutiger Urin und Entzündungserscheinungen an der Eichel. Im Urin selten Anilin, Vermehrung der Paraamidoschwefelsäure. Im Blut Abnahme der Erythrozyten und des Blutfarbstoffgehaltes, Methämoglobinbildung. Schließlich Sensibilitätsstörungen, Erlöschen der Reflexe, Koma, selten Tod.

Meist in wenigen Tagen Heilung, Rückbildung der Anämie in wenigen Wochen; völliges Fehlen von Folgeerscheinungen. Diese akut (ekzemartige Hauterkrankungen, häufig begünstigt oder hervorgerufen durch Chlorkalkmißbrauch) verlaufenden Fälle können auch der Ausbruch einer sich durch wiederholte Giftaufnahmen längere Zeit vorbereitenden Erkrankung sein.

2. **Chronische Form:** Zunehmende Anämie (unter 80 %) Blutdruckerhöhung (über 150 RR), Pulsverlangsamung, allgemeine Mattigkeit, Muskelschmerzen, Appetitlosigkeit, Stuhlverstopfung, Schlaflosigkeit, Kopfschmerzen, sehr selten pustulöse Ausschläge.

Besondere Form: Neubildungen (gut- und bösartige) in der Blase als Ausdruck des durch den veränderten Urin hervorgerufenen Reizes, tritt erst nach mehrjähriger Beschäftigung auf. Blasenblutungen als deren Folge (zunächst meist Eiweiß oder Blut im Urin; Zystoskopie in solchen Fällen notwendig).

Diamine können asthmaähnliche Anfälle nach mehrstündiger Latenzzeit hervorrufen (Anaphylaxie).

Metatoluylendiamine verursachen bei chronischer Aufnahme akute fettige Degeneration der Leber.

Diagnose: Akute Form: Zyanose, Methämoglobinbildung, Nachweis von Anilin im Mageninhalt, manchmal im Urin.

Chronische Form: Anämie, blasse, leicht bläuliche Hautfarbe, manchmal Zyanose, Blutdruckerhöhung, verlangsamter Puls, Methämoglobinbildung.

Frühdiagnose: Bei der akuten Form Zyanose, bei der chronischen Blutdruckerhöhung, bei gleichzeitiger Anämie.

Ausschluß von der Arbeit bei allen Blutveränderungen bis nach deren völliger Rückbildung (auch der Anämie). Bei Erscheinungen von seiten der Blase auf die Dauer.

Untersuchungen: Blutuntersuchungen siehe Nitroverbindungen. Blutdruckmessungen mit dem Apparat von Riva-Rocci und der Recklinghausen'schen Armmanschette.

Therapie für Erkrankungen, durch alle Benzolderivate hervorgerufen: Entfernung aus dem Arbeitsraum, Verbringen in frische Luft, Reinigung von allem anhaftenden Schmutz im kühlen Bad. Sauerstoffinhalationen unter Druck, oft stundenlang fortgesetzt. Im Notfall Venaesektion bei stärkster Atemnot. Kampferinjektionen bei Herzschwäche (unter keinen Umständen Alkohol). Vermag der Patient zu schlucken, Verabreichung von Milch.

In Betracht kommende Untersuchungsverfahren.

1. Hämoglobinbestimmung mit der Hämoglobinskala nach Tallquist (80% Hämoglobin oder weniger gilt als Anämie) oder mit dem Hämometer nach Sahli (bei Männern sind 80%, bei Frauen 70% Sahli normal).

2. Blutuntersuchung. Das Blut wird nach Einstich in das Ohrläppchen entnommen, ohne daß Druck ausgeübt wird, sodann in dünner Schicht auf dem Objektträger ausgestrichen. Das Präparat wird, nachdem es lufttrocken geworden ist, dreimal durch die Flamme gezogen, mit frisch filtrierter, mäßig dunkelblauer, oben im Reagenzglase violett durchscheinender, warmer Methylenblaulösung gefärbt und bei mittlerer Vergrößerung besichtigt.

3. Methämoglobinnachweis (spektroskopisch). Hierzu genügt ein Taschenspektroskop. Das zu untersuchende Blut wird durch Eintropfenlassen in destilliertes Wasser nur so weit verdünnt, daß in der Blutlösung das ganze Spektrum bis auf das Rotorange ausgelöscht ist. Es wird dann ein Streifen oder Band im Orange neben der Totalabsorption erkennbar. Schwindet auf Zusatz von gelbem Schwefelammonium oder von Ammoniak der Streifen im Orange, und lagert sich bei Zusatz von Ammoniak, das die braune Blutfarbe in Rot umschlagen läßt, der Totalabsorption ein Vorschlagschatten vor, so ist das Vorhandensein von Methämoglobin erwiesen.

Tafel II.

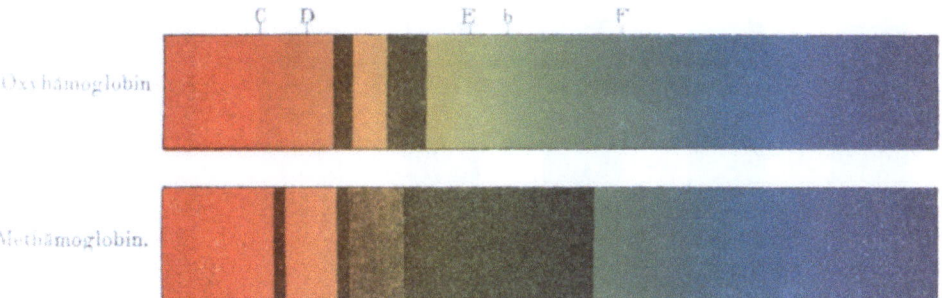

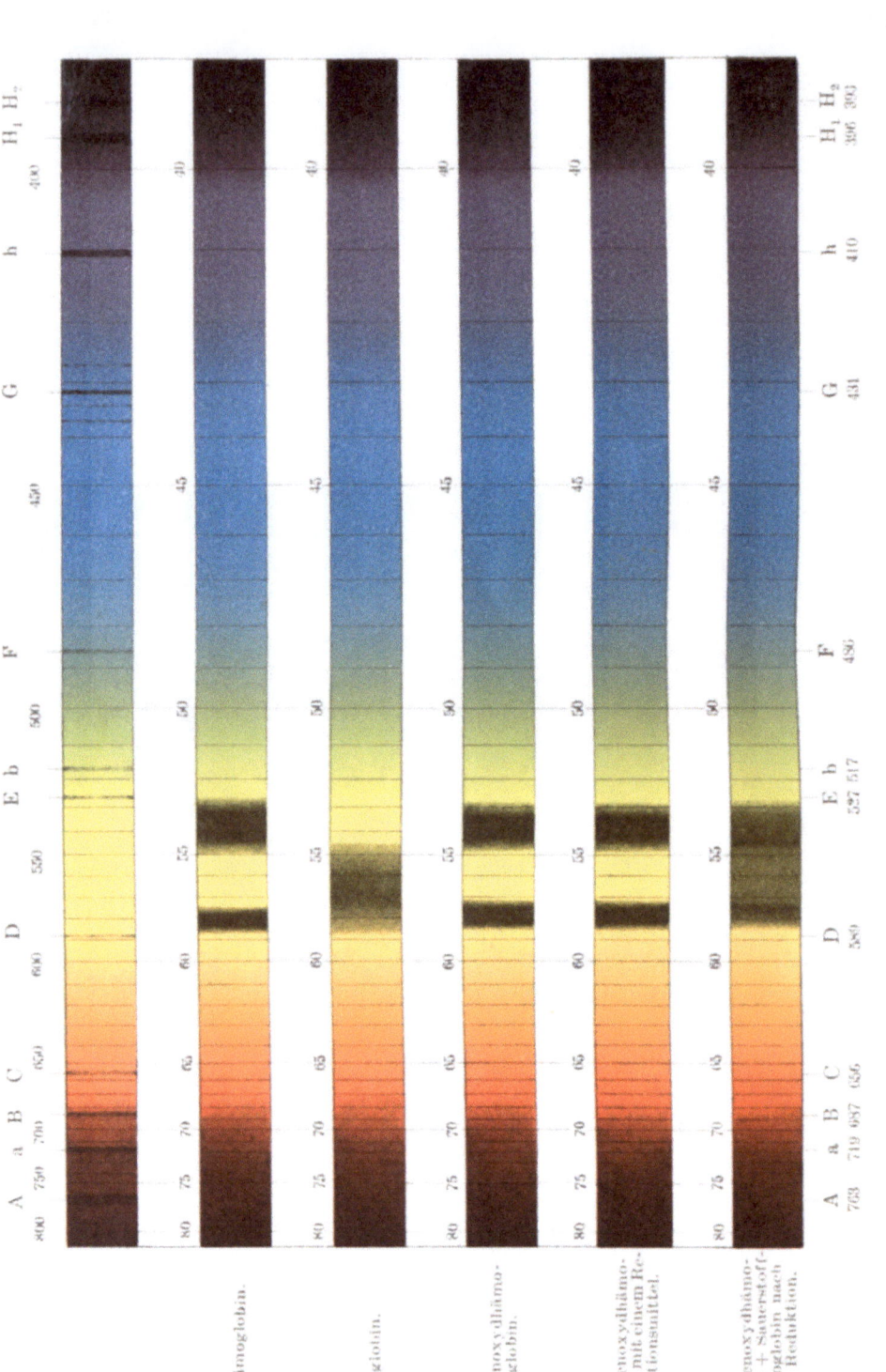

Aus: Lewin, Kohlenoxydvergiftung.

Verlag von Julius Springer in Berlin

Vielfach gelingt es, bei direkter Spektroskopierung der vor eine Glühbirne gehaltenen, etwas angespannten Ohrmuschel den geschilderten Streifen im Orange festzustellen (siehe Tafel II).

4. **Nachweis der Aufnahme von Dinitrotoluol in den Körper mittels der Websterschen Reaktion.** 12,5 ccm Harn werden mit der gleichen Menge verdünnter Schwefelsäure (20 Raumteile konzentrierte Schwefelsäure + 80 Raumteile Wasser) gemischt und in einem Scheidetrichter mit 10 ccm Äther geschüttelt; das Harngemenge wird abgelassen, die zurückbleibende Ätherlösung mit 25 ccm Wasser gewaschen, dann in einem Reagenzglase mit 5 ccm alkoholischer Kalilauge (4—5 g Kaliumhydroxyd + 100 ccm absoluter Alkohol) versetzt. Bei Anwesenheit von Trinitrotoluol tritt, je nach der Menge, Rosa- bis Purpurfärbung auf. Ob solche Färbung entsteht, muß sogleich festgestellt werden, da sie, besonders bei schwach positiver Reaktion, bald in Braun übergeht. Die Reaktion ist außerordentlich scharf. Sie tritt bei allen Arbeitern auf, die Trinitrotoluol verarbeiten, und ist meist schon in der ersten Arbeitswoche nachweisbar; sie bleibt nach Aussetzen der Arbeit noch einige Zeit bestehen.

Anhang.
Chlorakne.

Unter der sogenannten Chlorakne versteht man eine typische Hauterkrankung, welche bei Arbeitern entsteht, die mit der Herstellung von Chlor, Salzsäure und anderen chlorierten Körpern beschäftigt sind, unter der Voraussetzung, daß das Arbeitsgut während der Herstellung oder Verarbeitung in irgendeiner Form mit Teer in innige Berührung kommt, wobei die Möglichkeit der Entstehung von flüchtigen gechlorten Teerprodukten gegeben ist. Reines Chlor macht keine Chlorakne. Die Erkrankung zeigt sich unter anderem bei Chlorarbeitern, welche mit der elektrolytischen Chlordarstellung bei Verwendung von geteerten Grafitelektroden beschäftigt sind und charakterisiert sich durch multiple Abnormität der Talgdrüsen: Komedonen, Follikulitiden und Aknepusteln. In leichteren Fällen gehen die Erscheinungen wieder zurück oder bleiben auf diesem Stadium stehen. In schwereren Fällen kommt es zu atheromatösen Zysten, zu Abscessen und Geschwürbildungen mit späteren Narben, die die Haut manchmal siebartig durchlöchert erscheinen lassen. Durch Röntgenbestrahlung wird vorübergehende Besserung erzielt. Bei rechtzeitiger Entfernung aus dem Betrieb erfolgt gewöhnlich rasche Abheilung mit restitutio ad integrum. Lokalisation: Gesicht, Hals, Nacken und Rücken; selten universelle Verbreitung.

Merkblatt über berufliche Brommethylvergiftung.

Eigenschaften und Darstellung des Brommethyls: Brommethyl ist eine farblose, ätherartig riechende, schon bei Zimmertemperatur siedende Flüssigkeit. Es wird dargestellt, indem Bromnatrium mit Holzgeist und Schwefelsäure auf 130° erhitzt wird. Der frei werdende Bromwasserstoff verbindet sich mit Holzgeist zu Brommethyl.

Gewerbliche Verwendung: Zur Darstellung pharmazeutischer Präparate, so des Antipyrins, in der Farbenindustrie zur Erzeugung methylierter Teerfarben und zur Erzeugung verschiedenartiger Methylverbindungen.

Zustandekommen der Brommethylvergiftung: Sämtliche bekannte Fälle sind verursacht durch technische Defekte und Betriebsstörungen (Undichtigkeiten der Leitungen, der Destillierkessel, Verstopfungen der Ableitungen, Ablösungen von Schlauchleitungen usw.). Aufnahme in Dampfform durch die Atmungsorgane.

Disposition: Individuell verschieden. Vergiftungserscheinungen beim Menschen sind schon nach Inhalation kleiner Mengen beobachtet. Tiere (Kaninchen, Mäuse) starben, nachdem sie 14—15 Minuten in der Glocke bei einem Brommethylgehalt von 1—8 % verweilt hatten.

Wirkungsweise: Brommethyl ist ein akut wirkendes Gift, das schnell Lähmung des Zentralnervensystems mit Verlust des Bewußtseins, der Sensibilität und der Motilität hervorruft. Diese Symptome verschwinden nicht nach dem Aufhören der unmittelbaren Giftwirkung, sondern sie nehmen an Intensität zu, und es treten psychische Erregungszustände hinzu. In schweren Fällen können auch nach Elimination des Giftes tiefe und irreparable Läsionen des Zentralnervensystems zurückbleiben.

Symptome: Verlauf: Zu unterscheiden drei Stadien.

I. **Stadium (Prodromalstadium):** Fortschreitende Lähmungssymptome des Zentralnervensystems, Rauschzustand, Schwindel, Sehstörungen, Störungen des Gleichgewichtes, taumelnder Gang. Diese Erscheinungen beginnen einige Stunden nach der Einatmung und pflegen einige (3—6) Tage anzudauern.

II. **Stadium der psychischen Erregungszustände:** Tobsuchtsanfälle, Delirien, Wahnvorstellungen, epileptiforme klonisch-tonische Krämpfe, gepaart mit allgemeiner Hinfälligkeit, Somnolenz, Bewußtlosigkeit, Atmungsstörungen, Koma. In schwereren Fällen wochenlanges Andauern dieses Stadiums.

III. **Stadium mit Erscheinungen der nervösen Schwäche:** Bild der Hypochondrie, Melancholie oder Hystero-Neurasthenie. Dieses Stadium kann jahrelang dauern.

Diagnose: Ist aus dem charakteristischen Verlauf bei bestehender Möglichkeit der Einatmung des Gases zu stellen.

Prognose: Meist vollständige Heilung auch in den schwersten Fällen, wenn auch nach längerer Zeit.

Meldung: Nur zu erstatten bei charakteristischem klinischen Bilde.

Merkblätter über berufliche Einwirkung von Reiz- und Ätzgasen.

Allgemeines.

Wirkungsweise: Die Einatmung von Reizgasen läßt drei verschiedene Folgezustände erkennen:

1. Das Stadium der akuten Reizwirkung auf die Schleimhäute der Augen und der Atemwege eventuell mit nachfolgender Bronchitis (Reizstadium).
2. Das Stadium der Schwellung der Schleimhäute mit Abstoßung des Epithels, Verstopfung der feineren Bronchien, Lungenödem und Bronchopneumonie (Stadium der Lungenentzündung).
3. Das Stadium der Granulationsbildung und Vernarbung. Nach 10—20 Tagen kann plötzlich im Verlauf des Regenerationsprozesses der Lungen erneut Erstickungsgefahr eintreten infolge Verlegung der feineren Bronchien durch Granulations- und Narbengewebe.

Die übergroße Mehrzahl der Reizgasschädigungen macht im ersten Stadium Halt. Gewerbliche Reizgasinhalationen, die in das zweite oder dritte Stadium übergehen, sind äußerst selten.

Diagnose und Therapie: Die kausale Diagnose muß gewöhnlich aus der zeitlichen Koinzidenz der akuten Reizsymptome der Schleimhäute mit der Einatmung des Gases gestellt werden. Die identifizierende Diagnose setzt die Kenntnis oder den Nachweis der einwirkenden Substanz voraus.

Therapie: Strenge Körperruhe, Sauerstoffinhalation, Bekämpfung der Atemnot und des Hustens durch Morfin und Codein, Linderung der Augenschmerzen durch Einträufeln von Kokainlösung.

Prophylaxe und Arbeitsausschluß: Menschen, die an chronischen Erkrankungen der Atemwege der Lungen und des Herzens leiden oder zu derartigen Gesundheitsstörungen neigen, sind von allen Beschäftigungen, bei denen sie der Einatmung reizender oder ätzender Substanzen ausgesetzt sind, auf die Dauer auszuschließen.

Chlor.

Darstellung und Eigenschaften: Chlorgas wird im großen dargestellt, entweder durch Oxydation von Salzsäure mit Hilfe starker Oxydationsmittel (katalytisch durch den Sauerstoff der Luft) zu Wasser und Chlor oder durch Elektrolyse von Kochsalz.

Es dient zur Herstellung zahlreicher anorganischer und organischer Verbindungen.

Disposition: Die Empfindlichkeit gegenüber Chlor ist wegen seiner hohen Reaktionsfähigkeit mit den Schleimhäuten bei allen Menschen recht erheblich. Individuelle Unterschiede sind zwar vorhanden, haben aber mehr Bedeutung bezüglich der Widerstandsfähigkeit der Haut gegenüber Chlorakne.

Wirkungsweise: Reizung der Schleimhäute der Augen, der Nase, des Mundes, der Luftröhren und der tieferen Atemwege bis zur Verätzung des Epithels mit nachfolgender reaktiver Entzündung der Bronchien und des Lungengewebes; in schwereren Fällen mit kleineren oder größeren Lungenblutungen, Bronchopneumonie und Lungenödem, eventuell akuter Erstickungstod durch Verlegung der Atemwege als Folge rasch eintretender Schwellung der Schleimhäute. Dosen von 0,05 mg pro Liter Atmungsluft sind schon gefährlich. Resorptivvergiftung durch Chlor kommt bei Einatmung des Gases nicht vor.

Symptome: Sofort nach der Einatmung kommt es zu Tränen, zu brennenden Schmerzen in den Augen, zu Reizung der Nasenschleimhaut, zu Husten und Schmerzen in der Brust mit Beklemmungsgefühl. Nach Entfernung aus der Chloratmosphäre gehen die Symptome schnell wieder zurück. Wurden größere Dosen über längere Zeit eingeatmet, so gewinnen die genannten Symptome an Ausdehnung: es treten gewaltsame und sehr anstrengende Hustenanfälle mit Kopfschmerzen auf, die unter Umständen zum Erbrechen reizen können; der Lungenbefund kann anfänglich negativ sein, oder es finden sich bronchitische Geräusche diffus über die ganze Lunge ausgebreitet.

Die akute Bronchitis geht gewöhnlich in wenigen Tagen wieder zurück. Da das Geruchsorgan schon Spuren von Chlorgas anzeigt, so sind schwere Fälle mit pneumonischer Erkrankung der Lunge ein äußerst seltenes Ereignis.

Anpassung und Gewöhnung an Chlorgas ist eine bekannte und verbreitete Erscheinung.

Diagnose: Die Erkennung der Chlorgasvergiftung kann unter Umständen durch den Geruch in den Kleidern oder Haaren erleichtert werden; sonst muß die Diagnose aus den akuten Reizsymptomen der Schleimhäute gestellt werden, die sofort im Anschluß an die Einatmung auftreten.

Salzsäure.

Darstellung: Die wichtigsten technischen Darstellungsmethoden sind:

1. Sulfatbetrieb. Bei der Gewinnung von Natriumsulfat aus Kochsalz und Schwefelsäure entstehen in großen Mengen Salzsäuregase, die in Wasser gelöst und konzentriert werden (verunreinigt durch Arsen und Eisen).

2. Bei der Chlorierung organischer Körper, z. B. Trichlorbenzol aus Benzol, wird gasförmige Salzsäure als Nebenprodukt frei.

3. Das neueste technische Verfahren besteht in der direkten Vereinigung von Wasserstoff und Chlor mit Hilfe von Wärmeenergie und Katalysatoren.

Eigenschaften und Verwendung: Die konzentrierte Salzsäure des Handels bildet eine wasserklare oder etwas gelblich (Eisenchlorid) gefärbte, an der Luft rauchende, stechend riechende Flüssigkeit, die in ausgedehntem Maße für chemische Operationen in der Technik Verwendung findet.

Wirkungsweise: Die Einatmung von Salzsäuredämpfen führt zu Reizung der Schleimhäute der Atemwege unter geringer Mitbeteiligung der Augenbindehaut und der Nasenschleimhaut. Unter besonders ungünstigen Verhältnissen bei Einatmung höherer Konzentrationen über längere Zeit kann es gelegentlich zu Verätzung der Schleimhäute kommen mit nachfolgender reaktiver Entzündung: Bronchitis, Bronchopneumonie.

Symptome: Direkt im Anschluß an die Einatmung von Salzsäuredämpfen stellen sich Beklemmung in der Brust und Reizhusten ein, Symptome, die schnell wieder verschwinden. Bei empfindlichen Menschen und unter Voraussetzung der Einatmung hoher Konzentrationen kann sich im Anschluß daran in seltenen Fällen akute Bronchitis entwickeln, die aber in wenigen Tagen zum Abklingen kommt.

Die Anpassungsfähigkeit und Gewöhnung an Salzsäuredämpfe ist sehr groß.

Diagnose: Die Diagnose der Salzsäureinhalation muß auf Grund der akuten Reizsymptome der Atemwege gestellt werden, die sich direkt im Anschluß an die Inhalation oder einige Zeit nachher entwickeln.

Schweflige Säure.

Eigenschaften und Darstellung: Schweflige Säure oder Schwefeldioxyd ist ein farbloses, stechend riechendes Gas, das durch einen Druck von 2 Atmosphären bei gewöhnlicher Temperatur sich zu einer farblosen beweglichen Flüssigkeit verdichtet, und nicht brennbar ist. Es wird dargestellt durch Verbrennen von Schwefel oder Rösten von Sulfiden, auch durch Erhitzen von konzentrierter Schwefelsäure mit Kupfer oder Kohle.

Gewerbliche Verwendung: Als kräftiges Reduktionsmittel zum Bleichen von Seide, Wolle, Holz, Stroh usw. Sie ist ein Zwischenprodukt in der Schwefelsäurefabrikation, tritt auf bei der Gasfabrikation, bei der Aufschließung der Phosphoride durch Schwefelsäure in den Düngpulverfabriken, bei der Darstellung von Ultramarin, Venezianrot, Schwefelfarben und in der Sulfidzellulose-Industrie. In den Zuckerfabriken dient sie zur Saturation, wird auch vielfach zur Desinfektion von Nahrungsmitteln verwandt.

Wirkungsweise: Vergiftung durch gasförmige schweflige Säure ist als reine lokale Ätzung aufzufassen. Spezifisch schwefligsaure Wirkung auf das Gehirn könnte nur dann stattfinden, wenn plötzlich große Mengen einwirkten, und dagegen wirkt der Stimmritzenkrampf. Nach Lehmann ist 0,06 mg p. l. Luft für den ungewöhnten Menschen ungefähr die höchste Konzentration, die er etwa eine halbe Stunde ohne besondere Schwierigkeiten vertragen kann. Ausgesprochene Gewöhnung an höhere Konzentrationen wird jedoch beobachtet. Bei längerer Einatmung bedenklicher Mengen verursacht es starke Reiz- und Entzündungserscheinungen in den Atmungsorganen, indem es, wie alle freien Säuren, durch Wasserentziehung und Eiweißfällung je nach der Konzentration mehr oder weniger zerstörend wirkt. Im Blut oxydiert sich die schweflige Säure rasch zu Schwefelsäure.

Symptome: Die Reizerscheinungen seitens der Schleimhäute, vor allem seitens der Atmungsorgane, sind sehr heftige; sie pflegen im direkten Anschluß an die Aufnahme des Giftes aufzutreten. Starke Entzündungen mit Membranbildung und Blutaustritten kommen, wenn auch sehr selten, vor.

Prognose: Im allgemeinen günstig. Nachwirkungen sind nicht beobachtet.

Therapie: Rechtzeitige Sauerstoffeinatmung. Zuführung von Alkalien. Vor allem Prophylaxe durch allgemeine gewerbehygienische Maßnahmen.

Phosphoroxychlorid.

Analog Phosphortrichlorid und Phosphorpentachlorid.

Eigenschaften und Darstellung: Phosphoroxychlorid ist eine farblose, stechend riechende, an feuchter Luft rauchende Flüssigkeit, die durch Oxydation von Phosphortrichlorid mit Kaliumchlorat oder Phosphorsäureanhydrid hergestellt wird. Die Darstellung im großen geschieht oft auch durch Reduktion von phosphorsaurem Kalk in Gegenwart von Chlor mit Kohle oder Kohlenoxyd. In Berührung mit Wasser zerfällt das Produkt unter Wärmeentwicklung in Phosphorsäure und Salzsäure.

Phosphoroxychlorid wird verwendet in der Farbstoffabrikation als Kondensationsmittel (wasserbindendes Mittel) und zum Austausch von Hydroxydgruppen gegen Chlor; besonders zur Darstellung von Säurechloriden.

Disposition: Individuell verschieden; erhöht bei akuten oder chronischen Erkrankungen der Lunge.

Wirkungsweise: Reiz- und Ätzwirkung auf die Schleimhäute der Atmungsorgane durch Phosphoroxychlorid und seine Zersetzungsprodukte Salzsäure und Phosphorsäure (in statu nascendi). Die Reaktion verläuft zum Teil in den Schleimhäuten selbst, weshalb auch die Reizwirkung des Phosphoroxychlorids stärker ist, als diejenige äquivalenter Menge Salzsäure. Es zeigt verzögerte Wirkung.

Im Anschluß an die Inhalation kann sich reaktive Entzündung der Atemwege und der Lungen entwickeln.

Symptome: Sogleich nach der Inhalation der Dämpfe: Tränen, Reizhusten, Beklemmung auf der Brust, eventuell Erstickungsgefühle; bald nach der Einatmung oder nach einem Latenzstadium von einigen Stunden kann Bronchitis auftreten, die gewöhnlich in kurzer Zeit abheilt. Bei länger dauernder Einatmung höherer Konzentrationen kann in seltenen Fällen Bronchopneumonie und unter Umständen Lungenödem auftreten.

Diagnose: Charakteristisch wie bei allen Reizgasen ist das Auftreten von Reizerscheinungen an den Augen und in den Luftwegen sogleich nach der Einatmung und der typische Geruch der Dämpfe, die selbst nach dem Waschen stunden- und tagelang in Kleidern und Haaren haften bleiben.

Dimethylsulfat.

Eigenschaften: Dimethylsulfat stellt eine farblose, ölige, fast geruchlose Flüssigkeit dar, die in der organischen Chemie besonders in der Farbenfabrikation zu Methylierungszwecken verwendet wird.

Disposition: Für hohe Konzentrationen der Dämpfe zeigen die meisten Menschen ziemlich gleich große Empfindlichkeit.

Wirkungsweise: Im Gegensatz zu allen anderen Reizgasen, die sofort mehr oder weniger ausgesprochene Reizsymptome von seiten der Schleimhäute verursachen, hat das Dimethylsulfat die Eigenschaft, daß es ohne direkte Störung die Atemwege passiert. Erst in dem Maße, wie durch die Alkalien der Sekrete und der Gewebe eine langsame Verseifung des Esters einsetzt, tritt durch die innerhalb der Zellen und Gewebe entstehende Schwefelsäure (in statu nascendi) eine heftige Ätzwirkung auf die Schleimhäute der Augen, der Atemwege und der Lungen ein. Im Anschluß akute Bronchitis, unter Umständen schwere Lungenentzündungen. Werden hohe Konzentrationen über längere Zeit eingeatmet, so findet man bei der Sektion als Zeichen der Resorptivvergiftung Blutungen in den Lungen, im Herzen, Perikard und Nierenbecken; es finden sich Eiweiß und Zylinder im Urin.

Symptome: Einige Zeit nach der Einatmung verursachen die Dämpfe Schmerzen in den Augen und in der Brust: Konjunktivitis und Bronchitis. Werden größere Dosen über längere Zeit (einige Stunden) eingeatmet, so tritt ausgedehnte Bronchitis, Dyspnoe, unter Umständen wiederholtes Erbrechen, Lungenentzündung mit kleinem irregulärem Puls, Nephritis und Tod ein.

Diagnose: Die Diagnose einer Dimethylsulfatvergiftung kann mit Sicherheit nur im Zusammenhang mit der Kenntnis der Einatmung des Körpers gestellt werden.

Therapie: Die Therapie muß sich auf die symptomatische Behandlung beschränken: Wasserdampf- und Sauerstoffinhalation.

Prophylaxe: Arbeiter, die an akuten oder chronischen Erkrankungen der Augen oder der Lungen leiden oder zu solchen neigen, sind von der Arbeit mit diesem Körper auszuschließen. Beim Umgang mit Dimethylsulfat ist große Vorsicht geboten, weil das Begießen der Kleider mit der Flüssigkeit schon zu schweren Vergiftungen geführt hat.

Prognose: Die Prognose ist mit Vorsicht zu stellen.

Merkblatt
über berufliche Erkrankung nach Einatmung nitroser Gase.

Vorkommen: Nitrose Gase sind ein Gemisch aus Stickoxyd, Stickdioxyd, salpetriger und Salpetersäure und entwickeln sich bei Einwirkung von Salpetersäure auf desoxydierende Stoffe, wie Metalle, organische Substanzen, Schwefelsäure und ihre Salze, also bei der Herstellung und technischen Verwendung von Salpetersäure. Besonders leicht und reichlich treten die Gase in Metallbrennereien, in Düngerfabriken und in chemischen Fabriken beim Nitrierungsprozeß auf.

Disposition: Große individuelle Verschiedenheit. Leute mit Erkrankungen oder Schwächezuständen der Atmungsorgane erkranken besonders leicht.

Eingangspforte: Die Atmungsorgane.

Ausscheidung: Durch die Ausatmungsluft.

Wirkungsweise: Lokale Wirkung: Verätzung des Epithels der Luftwege und Alveolen (Bronchiolitis exsudativa) und folgendes Lungenödem. Nur bei Einatmung sehr konzentrierter Gase Resorption und Einwirkung auf das Blut.

Symptome: Die Erkrankung nach Einatmung nitroser Gase ist stets eine akute. Bei sehr leichten Schädigungen bestehen die Erscheinungen lediglich in Reizerscheinungen der oberen Luftwege, Kratzen im Halse, Hustenreiz, eventuell etwas Beklemmungsgefühl, die aber nach wenigen Stunden sich wieder verlieren.

Sind ausgedehntere Einwirkungen auf das Epithel der Luftwege erfolgt, so pflegt den eigentlichen Krankheitserscheinungen meist eine unter anscheinendem Wohlbefinden verlaufende, nur mit gewissen leichten Reizerscheinungen verbundene Latenzzeit, die bis zu 8 oder 10 Stunden dauern kann, vorauszugehen. Dann folgt Engigkeitsgefühl in der Luftröhre, besonders dem Kehlkopf, zunächst trockener Husten, allmählich sich steigernde Dyspnoe, manchmal Erbrechen, Heiserkeit, Unmöglichkeit zu liegen, starke Zyanose, alles bei völlig erhaltenem Bewußtsein. Später spärlicher, zäher, blutiger Auswurf. Wenig trüber Harn, selten Hämoglobin darin. Exitus nach 30—40 Stunden unter zunehmender Atemnot (Lungenödem) und schließlicher Herzschwäche. Heilung möglich unter langsamem Abklingen der Dyspnoe. Öfters Verbreiterung des Herzens beobachtet, die sich völlig zurückbildet. Gefahr der Verwachsungen der Pleurablätter und daran anschließend Neigung zu Erkrankungen der Atmungsorgane. Manchmal werden auch nach 8—10 Tagen ähnliche Erscheinungen von plötzlicher Atemnot, Zyanose, die sogar in seltenen Fällen tödlich verlaufen, beobachtet. Dieselben sind darauf zurückzuführen, daß auf den verätzten Stellen innerhalb der Luftwege und der Alveole sich Granulationen im Heilungsprozeß gebildet haben, die zu einer Verengung der Luftwege und damit zur Unmöglichkeit der Luftaufnahme durch die Lunge führen.

Diagnose: Die Diagnose ist sonst aus den Anzeichen des Lungenödems zu stellen, wenn die Möglichkeit der Einatmung von Gasen besteht. Sehr charakteristisch ist die Latenzzeit. Im Blute in sehr schweren Fällen Methämoglobin.

Therapie: Sauerstoffinhalationen, die kontinuierlich bis zum völligen Schwinden der Lungenerscheinungen fortzusetzen sind. Sie werden zweckmäßig durch gleichzeitige Wasserdampfinhalationen unterstützt. Obwohl die Latenzzeit symptomlos sein kann, ist schon während dieser, falls nitrose Gase eingeatmet sind, mit Sauerstoffinhalationen zu beginnen.

Arbeitsausschluß: Leute, die ernste Erkrankungen der Atmungsorgane durchgemacht haben, an solchen leiden oder zu solchen neigen, sind von allen Beschäftigungen, bei denen sie der Einatmung nitroser Gase ausgesetzt sein können, auf die Dauer auszuschließen.

Merkblatt
über berufliche Phosgenvergiftung.

Eigenschaften und Darstellung des Phosgens (Kohlenoxychlorids): Phosgen ist ein farbloses, stechend riechendes, bei 8° C siedendes Gas, gewonnen durch Mischung von Chlor und Kohlenoxydgas. Es entsteht ferner bei Zersetzung des Chloroforms und kann sich bilden, wenn dieses bei künstlicher Beleuchtung (Petroleum- oder Gaslicht) benutzt wird.

Gewerbliche Verwendung: In der Farbstoffabrikation zur Darstellung organischer Farbstoffe, wie Diphenylnaphthylmethanfarbstoffe, gewisser Azofarbstoffe (Viktoriablau, Kristallviolett, Benzoechtorange S., Benzoscharlach u. a.). Auch verwandt zur Herstellung pharmazeutischer Präparate (Duotal, Kreosotal, Euchinin, Aristochin).

Aufnahmeweg: Aufnahme in Dampfform durch die Atmungsorgane. Die Hauptgelegenheitsursache sind Undichtigkeiten der Leitungen und der Ventile, falsche Handhabung dieser, Ablösung von Schlauchwindungen usw.

Disposition: Individuell verschieden, erhöht bei schlecht Genährten oder organisch Erkrankten. (Ratten gehen, nachdem sie Phosgen in einer Volumenkonzentration von 0,05—0,2% 20 Minuten lang eingeatmet haben, innerhalb weniger Stunden zugrunde.)

Wirkungsweise: Erhebliche Schädigung der Schleimhäute der Atmungsorgane und des Lungengewebes (Salzsäurewirkung), direkte Schädigung (fettige Degeneration) der Herzmuskelsubstanz, der Leber und Niere und indirekte Schädigung des Herzens durch abnormale Belastung des Lungenkreislaufes.

Symptome: Bald nach ein- oder mehrmaliger Inhalation (manchmal nach mehrstündiger Latenzzeit) schwere entzündliche Reizerscheinungen der Atemwege, Beklemmung, Husten, blutiger Auswurf, Atemnot, Zyanose. Objektiv Bronchitis und Bronchiolitis neben bronchopneumonischen Herden. Eventuell Tod unter den Erscheinungen der Herzschwäche und des Lungenödems. Jahrelang können katarrhalische und entzündliche Prozesse der Atmungsorgane oder eine Empfindlichkeit der Atemwege bestehen bleiben mit Entwicklung von Emphysem.

Am Herzen Hypertrophie und Dilatation, auch das Entstehen von Insuffizienz der Klappen ist beobachtet.

Vergrößerung der Leber, Albuminurie mit Zylinderausscheidung können vorübergehend auftreten.

In leichten Fällen geringere Reizerscheinungen seitens der Luftwege mit rascher folgenloser Heilung.

Diagnose: Typisch das Auftreten mehr oder minder heftiger Reizerscheinungen der Luftwege gleich nach der Aufnahme des Phosgens durch Inhalation.

(Sektion vergifteter Tiere ergibt fettige Degeneration des Herzmuskels, des Nierenparenchyms, Muskatnußzeichnung der Leber, pockennarbenähnliche Einziehungen der Lungenoberfläche mit verdichteten Bindegewebsherden und kleine Entzündungsherde.)

Prognose: Bei schweren Vergiftungen Lebensgefahr. Ungünstig auch in bezug auf völlige Heilung.

Meldung: Bei ausgesprochenem Krankheitsbild, sobald der Nachweis erbracht, daß der Erkrankte kurz vorher bei Betriebsstörungen usw. Phosgen eingeatmet hat.

Merkblatt über berufliche Vergiftungen mit Schwefelwasserstoff.

Eigenschaften: Farbloses, stark stinkendes Gas, fast vom Gewicht der Luft, explosibel beim Gemisch mit Sauerstoff.

Vorkommen und Verwendung: Es entsteht überall da, wo schwefelhaltige organische Stoffe faulen, in Abtritt- und Latrinengruben, in den Kanälen und Sielen der Städte (Kloakengas, das nebenbei kohlensaures Ammoniak enthält), in Gerbereien, Abdeckereien, Darmsaitenfabriken, Leimsiedereien, Stärkefabriken, Flachsröstereien, in Lagerhäusern, wo Häute, Knochen, Blut usw. verwahrt werden. Es bildet sich als unangenehmes Nebenprodukt in der Leuchtgasfabrikation, bei der trockenen Destillation schwefelhaltiger Körper, in der Teerindustrie, bei der Herstellung von Ultramarin, Schwefel- und anderen Farbstoffen, bei der Herstellung pharmazeutischer Präparate, so des Sulfonals, in der Salz- und Schwefelsäureindustrie, in der Leblanc Sodaindustrie, bei Schwefelkohlenstoff-Erzeugung, bei Hochofenprozessen.

Aufnahme und Prophylaxe: In Gasform durch die Atmungsorgane. Die Riechproben zur Feststellung der Anwesenheit des Gases sind durch chemische Prozesse zu ersetzen. Es genügt nicht allein, die Schwefelwasserstoffgase aus ihrem Entstehungsraum abzufangen, auch der Weg, den die Gase weiter machen können, ist genau zu verfolgen, damit entfernt weilende und arbeitende Personen nicht gefährdet werden.

Disposition: Individuell verschieden. Bei chronischer Einwirkung und bei wiederholten Einatmungen zunehmend. Andererseits ist beobachtet, daß bei Arbeitern, die häufig Schwefelwasserstoffdämpfen ausgesetzt sind, verminderte Empfindlichkeit besteht.

Wirkungsweise: In mäßigen Dosen Reizwirkung auf die Schleimhäute, in stärkeren Dosen Schädigung und Lähmung des Zentralnervensystems mit deutlichen Hirnwirkungen. Zersetzung des Blutes, Umwandlung des Oxyhämoglobins in Schwefelhämoglobin (der Sulfohämoglobinstreifen ist während des Lebens selten nachweisbar). Schon schwächere Konzentrationen 0,15—0,5 mg wirken giftig. Von etwa 1 mg ab treten die Hirnsymptome in den Vordergrund, bei 1,8 mg und höher Bewußtlosigkeit und apoplektiformer Tod.

Symptome: In leichteren Fällen entzündliche Reizung aller dem Gase zugänglichen Schleimhäute, Husten, Tränenfluß, Bronchialkatarrhe, Gehirnsymptome, bestehend in Krampfanfällen chronischer und tonischer Art, tetanische Zustände, Pulsverlangsamung, Trismus, Nystagmus, Lähmung der Atem- und vasomotorischen Zentren. Auch der Herzmuskel kann durch Schwefelwasserstoff geschädigt werden. Bei Einatmung großer Mengen blitzartiger Tod.

Bei der Obduktion findet sich häufig Hyperämie und Ödem des Lungengewebes. Vielfach ist der Obduktionsbefund wenig charakterisiert. Der Nachweis des Absorptionsstreifens des Sulfohämoglobins im Blute der Leichen gelingt vielfach nicht. Grünliche Verfärbung des Gehirns, der Muskeln und anderer Organe sowie der charakteristische Geruch von SH_2 ist nicht beweisend, da derartige Erscheinungen bei jeder faulenden Leiche auftreten können. Diagnose ist bei bestehender Möglichkeit einer SH_2-Einatmung aus den charakteristischen Vergiftungserscheinungen zu stellen. Die auch vorkommende chronische Vergiftung ist charakterisiert durch Kopfschmerz, Benommenheit und Störungen seitens der Verdauungsorgane.

Prognose: In nicht tödlichen Fällen meist vollständige und schnelle Erholung. In schwereren Fällen vielfach längeres Kranksein. Das Zurückbleiben von Nachwirkungen ist äußerst selten.

Behandlung: Fortgesetzt Sauerstoffinhalation, künstliche Atmung, Pulmotor, evtl. Kochsalzinfusion, Aderlaß.

Merkblatt über berufliche Vergiftungen durch Schwefelkohlenstoff.

Eigenschaften: Wasserhelle oder gelblich gefärbte (bei Verunreinigungen) stark lichtbrechende, chloroformartig riechende Flüssigkeit, die äußerst flüchtig, mit Luft gemischt explosibel ist. Schwefelkohlenstoffdämpfe sind $2^1/_2$ mal so schwer als Luft, sinken demnach zu Boden.

Verwendung: Als Insektentötungsmittel, zur Herstellung von Schwefelkohlenstoffsalzen und Schwefelzyanverbindungen, in der Fettindustrie, zum Extrahieren von fetten Ölen und Harzen, in der Zündholzindustrie zum Lösen des Phosphors. Viel gebraucht in der Gummiindustrie zum Vulkanisieren.

Aufnahme: Aufnahme der Dämpfe durch Atmung.

Wirkungsweise: CS_2 ist vorwiegend ein schweres Nervengift, das tiefgreifende Störungen und Schädigungen des peripheren und zentralen Nervensystems bewirkt. Die gewerbliche Vergiftung ist meist chronischer Art, entstehend durch länger andauernde Einwirkung der Dämpfe.

Bei genügender Konzentration können auch akute Vergiftungen zustande kommen. Versuche am Menschen ergaben, daß 1 — 1,2 mg Kopfweh, bei 8-stündiger Einwirkung unangenehme, 24 Stunden dauernde Nachwirkung hervorbrachten. Bei 3,5 mg nach einer halben Stunde Schwindelanfall, nach 1 1/2 — 2 Stunden Sensibilitätsstörungen. Bei 6,4 — 10 mg nach 1/2 — 1 Stunde ernstliche Symptome, narkoseähnliche Zustände, Zittern, Parästesien, Atemstörungen und vor allem schwere Kopfschmerzen.

Symptome: Bei leichteren Fällen Kopfschmerzen, Schwindel, dyseptische Erscheinungen, Gliederschmerzen und Gliederzuckungen. In schwereren Fällen Zustände schwerer psychischer Erregbarkeit, Krämpfe und epilepsieartige Anfälle (Stadium der Exzitation), worauf ein Depressionsstadium mit Muskelschwäche, Melancholie, Lähmungen bis zum Koma folgen kann. Beobachtet werden auch an Hysterie erinnernde Symptome, neuritische Prozesse, Gedächtnisschwäche, genug, sämtliche bei Erkrankungen des Nervensystems vorkommende Funktionsstörungen. In besonders schweren Fällen können schwere psychische Störungen mit Demenz und Idiotie und Übergang in unheilbare Geistesstörung folgen.

Prognose: Leichtere Erkrankungen pflegen meist nach mehr oder weniger langem Bestand zu genesen, nach schwereren Erkrankungen pflegen nervöse Störungen der mannigfachsten Art zurückzubleiben.

Behandlung: Gefährdete müssen rechtzeitig dem Bereich der giftigen Gase entzogen werden. Prophylaktisch ist die Durchführung strenger Maßnahmen auf dem Gebiete der gewerblichen und persönlichen Hygiene erforderlich. Ärztliche Kontrolle des Gesundheitszustandes der in Frage kommenden Arbeiter ist erforderlich. Bei chronischer Erkrankung und schweren akuten Fällen empfiehlt sich Krankenhausbehandlung und sorgfältige ärztliche Behandlung bis zum Schwinden aller Erscheinungen.

Merkblatt
über berufliche Kohlenoxydvergiftung.

Vorkommen: Kohlenoxydgas (CO) — für sich allein farb-, geruch-, geschmack- und reizlos — kommt überall da vor, wo Kohlen oder kohlenstoffhaltige Substanzen infolge Sauerstoffmangel ungenügend verbrennen und ist daher enthalten im Kohlendunst offener Holz-, Kohlen- und Koksfeuer (z. B. im Schmiedefeuer, im Feuer der Kokskörbe zum Trocknen von Räumen, in den Öfen von Ziegeleien), im Rauch von Brandgasen (Bergwerke), in Auspuffgasen von Benzinmotoren, im Leuchtgas (Gasfabriken), im Gichtgas (Hochofengas), im Wassergas (Generatorgas) und in den meisten Explosionsgasen (Sprenggase, Minengase, schlagende Wetter, Zelluloidexplosionen).

Disposition: Individuell verschieden. Blutarme, schwächliche, nervöse und herzleidende (Fettherz) Personen und solche mit Erkrankungen der Luftwege und mit mechanisch behinderter Atmung (Nasenverengung) sind besonders gefährdet. Bei manchen Menschen erfolgt mit der Zeit eine gewisse Gewöhnung.

Eingangspforte: Atmungsorgane.
Ausscheidung: Durch die Atemluft.
Wirkungsweise: CO, im wesentlichen Blutgift, geht mit dem Blutfarbstoff unter Austreibung des Sauerstoffes eine chemische dissoziable Verbindung — CO = Hämoglobin — ein. Sauerstoffmangel des Blutes einerseits und CO-Gehalt andererseits verursachen eine innere Erstickung bzw. eine Ernährungsschädigung der Gewebe. Direkte Wirkung auf das Nervensystem wahrscheinlich. Beginn der Giftwirkung bei 0,05 % CO-Gehalt der Atemluft. Sind etwa $^2/_3$ des O im Oxyhämoglobin durch CO ersetzt, Exitus.

Symptome: 1. Akute Vergiftung.

a) In leichteren Fällen: Kopfschmerzen, Schwindel, Ohrensausen, Mattigkeit, Muskelschwäche, lähmungsartiges Gefühl in den Gliedern, das auch bei noch erhaltenem Bewußtsein einen Fluchtversuch unmöglich macht, momentane oder wenige Minuten dauernde Bewußtlosigkeit, Übelkeit, Erbrechen, Durchfall, Schmerzen in Brust und Magengegend, Atemnot, Parästhesien (Ameisenkriechen in Händen und Füßen), Hyperästhesien, erregte Herztätigkeit (bei meist kräftigem gespannten Puls).

b) In mittelschweren und schweren Fällen: Vollständige, länger dauernde Bewußtlosigkeit, Erlöschen der Sensibilität und Motilität, gerötetes, zyanotisches gedunsenes Gesicht, hochgradige Atemnot (stertoröse Atmung), aber kräftiger, gespannter Puls; manchmal auch blasses Gesicht, kleiner, frequenter Puls, oberflächliche Atmung. Dann auch vielfach Verwirrtheit und hochgradige Erregungszustände, epileptiforme Anfälle, tonische und klonische Krämpfe. Schließlich Asphyxie, Atemlähmung, Exitus. Vergiftungszustand manchmal von Temperatursteigerungen (im Endstadium Untertemperatur), Albuminurie und Glykosurie begleitet.

2. Chronische Vergiftung: Krankheitsbild, bisher nicht einwandfrei zu fassen, wohl gleichbedeutend mit Folgeerscheinungen häufiger mehr oder weniger rasch aufeinanderfolgender akuter leichter CO-Einwirkungen. Symptome wie bei akuter Intoxikation bzw. deren Nachkrankheiten (siehe unten).

3. Nachkrankheiten akuter Vergiftungen: Bei leichten Vergiftungen keine; bei mittelschweren Intoxikationen, wenn dem CO-Gas keine reizenden oder ätzenden Gase beigemengt waren (z. B. schweflige Säure, Nitrosegase), ebenfalls selten. Bei schweren Vergiftungen und besonders bei Beimengungen von ätzenden Gasen: Haut-, Schleimhautblutungen und Entzündungen (Mund — Nase — Rachen — Kehlkopf — Trachea), Bluthusten, Lungenentzündung, Lungenödem, Störungen der Herztätigkeit und des Verdauungstraktus, Hautausschläge, Erkrankungen der Sinnesorgane, der peripheren Nerven und des Zentralnervensystems (Neuritiden, Lähmungen, Gedächtnisschwäche, Impotenz, Psychose, Paralyse). Folgen gehäufter leichter akuter CO-Einwirkungen:

Gelbliche Gesichtsfarbe, Mattigkeit, Kopfschmerzen, Schwindel, Schlafsucht, auch Schlaflosigkeit, Sehstörungen, Störungen der Herztätigkeit und der Verdauung, Neuritiden (Ischias), Gedächtnisschwäche.

Diagnose: 1. der akuten Vergiftung durch CO-Nachweis im Blute.

a) Spektroskopisch: (Auch in leichtesten Fällen bei Übung mit dem gewöhnlichen Taschenspektroskop möglich). Blut mehr oder weniger hell karminrot gefärbt. Das Spektrum des CO-Hämoglobin (siehe Spektraltafel) zeigt zwei Absorptionsstreifen zwischen den Fraunhoferschen Linien D und E, ähnlich denen des Oxyhämoglobins. Unterscheidung dieser beiden Spektren ist nur möglich durch Zusatz von älterer, gelb gewordener Schwefelammoniumlösung[1]) zur Blutlösung. Oxyhämoglobin durch Schwefelammonium reduziert zeigt das eine breite Band des Hämoglobinspektrums. Das zweistreifige CO-Hämoglobinspektrum wird dagegen nicht verändert. Nachweis nicht mehr möglich, wenn der Vergiftete, je nach dem Grade der Vergiftung, mehr oder weniger lange Zeit an frischer Luft oder Sauerstoff geatmet hat, da CO dann wieder aus dem Blut dissoziiert ist.

Technik: Entnahme von etwa 6—8 Tropfen Blut aus dem Ohrläppchen in ein Reagenzglas mit etwa 10 ccm destilliertem H_2O. Aus dieser Lösung Herstellung mehrerer (zum Vergleich) kleiner, verschieden starker, fleischwasser-farbenen Verdünnungen mit destilliertem H_2O in Kuvetten oder Reagenzgläsern von etwa 1 cm Durchmesser. Die zu spektroskopierenden Blutlösungen sollen im Farbton etwa der Lösung von 1 ccm Blut in 100—200 ccm destilliertem H_2O entsprechen. Zu den Lösungen im Wechsel nach und nach ein bis mehrere Tropfen Schwefelammoniumlösung, einmal umschütteln, 5—10 Minuten warten und dann spektroskopieren. Beim Spektroskopieren selbst Schütteln vermeiden, weil sonst Blut wieder O aufnimmt und anstatt des Hämoglobinspektrums wieder das zweistreifige Oxyhämoglobinspektrum auftritt, was ein CO-Spektrum vortäuschen könnte. Da neben CO mehr oder weniger O im Blut vorhanden, treten sowohl das CO-Hämoglobin, wie das Hämoglobinspektrum zugleich nebeneinander auf und gehen ineinander über, d. h. der zwischen den zwei Streifen des CO-Hämoglobinspektrums deutlich vorhandene hellere Raum wird dunkler und verschwimmt mit jenen mehr oder weniger stark (siehe Spektraltafel). Beim Spektroskopieren zu dünner Lösung bei Tageslicht können besonders bei gewissen Zuständen der Atmosphäre normalerweise im Tageslichtspektrum vorhandene Streifen durch das Band des Hämoglobinspektrums durchschimmern und ein schwaches CO-Hämoglobinspektrum vortäuschen. (Vgl. im Zweifelsfalle normale Blutspektra!)

b) Chemischer Nachweis (Tanninprobe nach Kunkel): Blutlösung 1:4 destilliertes H_2O mit dreifacher Menge 1%iger Tanninlösung versetzt, wird nach ein bis mehreren Stunden (am deutlichsten

---

[1]) Gut reduzierende Schwefelammoniumlösung muß Überschuß an Schwefelwasserstoff haben und stark nach diesem, nicht nach Ammoniak riechen; verdünnt soll sie bei Zusatz von etwa 5%iger Kupfersulfatlösung nicht blau werden.

nach 24 Stunden) bei Vorhandensein von CO mehr oder weniger stark braunrot bis kirschrot, sonst graubraun. (Im Zweifelsfalle Normalblutproben vergleichen.)

2. **CO-Nachweis in der Luft** (spektroskopisch): Die zu untersuchende Luft wird mit normalem, sehr verdünntem Blut geschüttelt oder etwa 10 Liter Luft werden durch solches durchgesaugt und die Blutlösung wie oben spektroskopiert.

3. **Diagnose chronischer Vergiftungen bzw. der Nachkrankheiten nach akuter Intoxikation**: Meist nur per exclusionem möglich oder unter Beobachtung aller individuellen und lokalen Lebensverhältnisse des Patienten (besonders bei exazerbierenden Beschwerden) durch gelegentlichen Nachweis von CO im Blut. Bei CO-Vergiftung oft Leukozytose, Polyzythämie und Vermehrung des Hämoglobingehaltes des Blutes.

Differentialdiagnose akuter Vergiftungen: In Betracht kommen Vergiftungen mit Kohlensäure, Alkohol (Geruch), Morphin, ferner Epilepsie, Urämie, Coma diabeticum (Geruch), Meningitis, Tetanus, Botulismus, Enzephalitis und in leichten Fällen auch Grippe (Fieber, akute katarrhalische Erscheinungen, Epidemien).

Prognose: In leichten Fällen durchaus günstig. Rasche Wiederherstellung bei meist nur kurzer, höchstens stundenweiser Beeinträchtigung der Arbeitsfähigkeit; bei mittelschweren Intoxikationen auch meist gut; bei Miteinwirkung reizender oder ätzender Gase und bei schweren Vergiftungen zweifelhaft und ernst, besonders auch wegen Nachkrankheiten.

Therapie: In leichten Fällen genügt Lagerung oder Bewegung in guter Luft (nicht ohne Aufsicht; Schutz gegen Abkühlung!). In schweren Fällen Sauerstoffinhalation; bei schlechter Atmung künstliche Atmung, Hautreize, Herzmittel (Adrenalin und Strophantin intravenös, unter Umständen intrakardial); Lobelin-Boehringer, subkutan und intravenös zur Erregung des Atemzentrums. Aderlaß und Kochsalzinfusion von zweifelhaftem Wert. Gegen zurückgebliebene Kopfschmerzen Sauerstoffinhalationen und Antineuralgika. Nachkrankheiten werden symptomatisch behandelt.

Prophylaxe: Ausschluß von schwächlichen, individuell disponierten Personen von der Arbeit, im besonderen von solchen mit Krankheiten des Herzens, der Gefäße, der Nieren- und der Atmungsorgane (auch mit mechanischer Behinderung der Atmung).

Merkblatt
über berufliche Vergiftung mit Blausäure.

Vorkommen: Blausäure, Zyanwasserstoff (HCN), ist ein farbloses, stechend riechendes, außerordentlich giftiges Gas. Es entsteht bei der Herstellung von Zyannatrium und Zyankalium und bei der Weiterverwendung dieser Substanzen zu gewerblichen Zwecken, besonders wenn Säuren auf dieselben einwirken. Ferner kann sich HCN bei Arbeiten mit Zyanmetallen (Zyangold, -silber, -quecksilber, -kupfer) entwickeln, z. B. bei der Herstellung galvanischer Bäder. Als gefährliche Industrien kommen in Betracht: metallurgische und Galvanisieranstalten, ferner Betriebe, die sich mit Schädlingsbekämpfung (Entwesungsverfahren), Vertilgen von Ungeziefer, Mehlmotten usw. befassen. Das beim Entwesungsverfahren verwendete Zyklon entwickelt ebenfalls HCN.

Disposition: Individuell verschieden. Herz-, lungen-, nervenkranke Personen und solche mit mechanisch behinderter Atmung sind besonders gefährdet.

Aufnahme: Hauptsächlich durch die Atemluft, aber auch durch die Haut, besonders beim Vorhandensein von Schrunden und Wunden. Nicht nur gelöste, sondern auch gasförmige HCN wird durch die Haut resorbiert. (Cave: Ätzwirkung des Alkali bei Zyannatrium und Zyankalium.) Aufnahme durch den Verdauungskanal kommt als eigentliche gewerbliche Vergiftung kaum in Betracht.

Ausscheidung: Im wesentlichen durch die Atemluft (Geruch).

Wirkungsweise: Innere Erstickung. Die Körperzellen vermögen den Sauerstoff des Blutes (trotz Überschusses desselben) nicht mehr aufzunehmen und zu verarbeiten. Ferner Reizung und Lähmung des Zentralnervensystems, besonders des Atemzentrums. Die Giftwirkung auf das Herz erfolgt an zweiter Stelle. 0,1 ⁰/₀₀ HCN in 1 l Luft wirken bereits giftig bei längerer Einwirkung.

Symptome: Akute Vergiftung: Zunächst Kratzen im Halse, Speichelfluß, Reizung der Augenbindehäute, Schwindel, Kopfschmerzen, Ohrensausen, Blutandrang zum Kopfe, Schwäche, Augenstörungen, Herzklopfen, Beklemmung auf der Brust, Erbrechen, Durchfall, Atemnot; weiterhin rauschähnlicher Zustand, Abschwächung der Sensibilität, Bewußtlosigkeit bei blassem Gesicht und frequentem Puls (aber auch Pulsverlangsamung), Schweißausbruch, Krämpfe (Trismus, Tetanus, Opisthotonus), Schaum vor dem Munde, Hervorquellen der Augenbulbi, Atmung in großen Pausen, Zyanose, schließlich Atemlähmung, während die Herztätigkeit noch kurze Zeit anhält. Manchmal auch apoplektiforme Wirkung mit schlagartigem Tod.

Nachkrankheiten der akuten Vergiftung (selten): Kopfschmerz, Mattigkeit, Übelkeit, Magen-Darmstörungen, Atembeschwerden, Muskeldegeneration, langsamer körperlicher Verfall.

Chronische Vergiftung kommt als solche kaum vor; wohl nur als Kumulationserscheinung gehäufter leichter akuter HCN-Vergiftungen aufzufassen. Symptome wie bei akuter Vergiftung bzw. wie bei Nachkrankheiten derselben.

Diagnose: Geruch der Atmungsluft nach Blausäure. Blut (auch venöses) hellrot. Erkenntnis des Zusammenhanges der Erscheinungen mit der Möglichkeit von HCN-Einwirkung.

Nachweis von HCN in der Luft (nach Pertusi-Castaldi): Filtrierpapierstreifen, getränkt mit einer Lösung von 0,25% Kupfernitrat und 0,25% essigsaurem Benzidin zu gleichen Teilen, färben sich in HCN-haltiger Luft blau.

Therapie: Künstliche Atmung, Sauerstoffinhalation, Herzmittel (Adrenalin, Strophantin intravenös), Lobelin (Boehringer) subkutan und intravenös zur Erregung des Atemzentrums, Aderlaß, Infusion von Kochsalz- und Ringerlösung. Bei Aufnahme des Giftes durch den Magen Spülungen mit verdünnter Permanganatlösung.

Prognose: In leichten Fällen gut; in schweren Fällen ernst, da der Tod meist rasch eintritt. Mit Bezug auf Nachkrankheiten, auch in schweren Fällen, gewöhnlich ebenfalls gut.

Ausschluß: s. Disposition.

Merkblatt
über die durch Chromate verursachten beruflichen Erkrankungen.

Vorkommen: 1. Bei der Herstellung von Alkalichromaten einschließlich der Regenerierung von Chromlaugen.

2. Bei der Verwendung von Alkalichromaten in Industrie und Gewerbe: Chromgerberei, Zündholzfabriken, Herstellung metallischen Chroms, chemische Fabriken, Sprengstofffabrikation, Holzindustrie (Beizereien), Textilindustrie (Walkereien, Färbereien, Zeugdruckereien).

3. Bei Gewinnung und Verwendung von Erd- und Metallchromaten in Industrie und Gewerbe.

Disposition: Individuell verschieden; besonders gefährdet sind jugendliche Arbeiter und Leute mit Hautwunden, Schrunden und Ausschlägen.

Wirkung: Nur die Chromsäure und ihre Alkalisalze wirken gesundheitsschädlich auf die äußere Haut sowie die Schleimhaut der knorpeligen Nasenscheidewand, selten auf die Schleimhaut der Mundhöhle und des Rachens. Schädigung durch andere Chromverbindungen nur dann, wenn diesen krankheitserregende Stoffe anhaften, wie z. B. Blei. Wirkliche Intoxikationen durch Chromsäure und Alkalichromate, namentlich Nierenentzündungen, vermehrte Erkrankungen der Atmungs- und Verdauungsorgane in der Chromindustrie sind bis jetzt nicht festgestellt.

Symptome: Auf der äußeren Haut kommt es durch Einwirkung der Chromate

a) zur Bildung der charakteristischen **Chromgeschwüre**, die besonders an den Fingern und Händen stets auf dem Boden einer kleinen Verletzung (Hautabschürfung, Schrunde usw.) entstehen. Sie entwickeln sich langsam, sind schmerzlos, dringen glattrandig und gleichmäßig, mit nekrotischem Pfropf gefüllt, in die Tiefe des Gewebes; sie heilen sehr langsam;

b) zur Bildung von Ekzemen, besonders an den unbedeckten Körperstellen.

Auf den Schleimhäuten entsteht durch die Einwirkung der Chromate:

a) auf dem knorpeligen Teil der Nasenscheidewand meist beiderseitig ein **Geschwür**, das zunächst oberflächlich und mit weißlichgrauem Schorf bedeckt ist und allmählich, bei über 70% der Arbeiter, zur **Perforation** führt, die sich schmerzlos entwickelt und weiterhin keine Beschwerden macht;

b) auf der Schleimhaut des Mundes, der Mandeln und des Rachens bilden sich in seltenen Fällen kleine Geschwüre gleich denen auf der äußeren Haut.

Behandlung der äußeren Geschwüre: Säuberung mit Wasserstoffsuperoxyd, Einstreichen von Ichthyolsalbe und absolut dicht schließender Gaze-Leukoplastverband.

Merkblatt 1
zur Belehrung der Arbeiterschaft über den Zweck der ärztlichen Überwachung.

1. Die periodischen ärztlichen Untersuchungen sind im Interesse der Arbeiter angeordnet; denn der sachverständige Arzt kann aus dem Aussehen, durch die Untersuchung und aus den Angaben der Arbeiter über körperliches Unbehagen beginnende Krankheiten erkennen, welche durch zweckdienliche Anordnungen geheilt werden.

2. Der kundige Arzt weiß aber auch, ob die angegebenen Beschwerden mit der Arbeit im Zusammenhang stehen, und wird daher auch in der Lage sein, durch Wechsel oder Aussetzen der Arbeit die Arbeiter vor Schaden zu bewahren.

3. Solche Erkrankungen, Gewerbekrankheiten genannt, kommen in einer Reihe von Berufen vor, und zwar ist der eine Arbeiter gar nicht, ein anderer mehr geneigt, von derselben befallen zu werden, ein dritter kann aber so überempfindlich sein, daß eine kurzdauernde Beschäftigung in dem für ihn ungeeigneten Betrieb sofort offensichtliche Gesundheitsstörungen hervorrufen kann.

4. Solche ihm eigenartige Schädigungen hat jeder Beruf, selbst der als der gesündest geltende des Landmannes. Sie aber auf das geringstmögliche Maß einzuschränken, ist der Zweck der periodischen ärztlichen Untersuchungen; daher sollen die Arbeiter sich denselben gerne und mit Verständnis unterziehen.

Merkblatt 2
zur Belehrung der Arbeiterschaft über den Zweck der ärztlichen Überwachung.

Was bezweckt die ärztliche Überwachung der Arbeiterschaft?

Gründe und Zweck.

In den verschiedenen Industrien kommen die Arbeiter gelegentlich mit Arbeitsstoffen in Berührung, die bei nicht genügender Vorsicht die Gesundheit zu schädigen vermögen. So gibt es Arbeitsprodukte, die sehr leicht brennbar sind oder explodieren können, oder die Verbrennungen oder Verätzungen des Körpers, wenn sie mit ihm in Berührung kommen, verursachen. Um die Arbeiter gegen diese Gefahren zu schützen, schreibt das Gesetz vor, wie die Fabrikation und der Umgang mit solchen Materialien eingerichtet werden muß. Auch sind solche Bestimmungen in den Unfallverhütungsvorschriften der Berufsgenossenschaft enthalten; denn es handelt sich bei diesen

Gesundheitsschädigungen stets um die **Folgen eines Betriebsunfalles**.

Andere Arbeitsstoffe nun, mögen sie gasförmig, flüssig oder auch fest sein, können in den menschlichen Körper eindringen und ihn dadurch krank machen. Dabei besteht die Möglichkeit, daß wiederholt so kleine Mengen derselben in den Körper aufgenommen werden, daß die einzelne Menge noch nicht eine Krankheit hervorruft. Wohl aber kann eine Erkrankung durch die wiederholte Einverleibung entstehen. Auch gegen diese Gesundheitsschädigungen, die man **Berufskrankheiten** nennt, kann man sich fast stets schützen. Werden jedoch die zu diesem Zwecke vorgeschriebenen Vorsichtsmaßregeln nicht auf das peinlichste befolgt, oder treten Betriebsstörungen ein, so kann trotz allem eine Gesundheitsschädigung entstehen. Dazu ist noch zu bemerken, daß es Menschen gibt, die mehr wie andere zu solchen Erkrankungen neigen. Weibliche und jugendliche Arbeiter, Greise, Personen, die durch überstandene Krankheiten geschwächt sind oder gar noch an Krankheiten leiden, werden leichter an solchen Berufskrankheiten erkranken, wie Kräftige und Gesunde.

Diese Berufskrankheiten stellen sich nun nicht plötzlich ein, sondern beginnen schleichend mit oft leichten Beschwerden aller Art. Schon in dieser Zeit vermag der Arzt aber darin die eigentliche Krankheit zu erkennen. Kann er auf Grund dieser Erkenntnis ein geeignetes Heilverfahren einleiten, wozu in der Regel gehört, daß der Erkrankte die Arbeit aussetzt, so kommt es nicht zum Ausbruch der Krankheit, und die geringen Beschwerden schwinden bald wieder.

Es gibt aber auch Menschen, die die Beschäftigung mit bestimmten Arbeitsstoffen überhaupt nicht vertragen, was auch dem Arzte zu erkennen möglich ist; diese müssen auf die Dauer von der für sie schädlichen Arbeit ferngehalten werden.

Diese unter Umständen schädlichen Stoffe deshalb nicht zu verarbeiten, ist nicht angängig, ebenso wie man, weil dabei zahlreiche Unfallgefahren drohen, den Kohlenbergbau nicht aufgeben kann; denn sie stellen teils selbst für uns nützliche Produkte dar, oder es werden aus ihnen solche hergestellt.

Man hat daher Vorschriften über die Einrichtung und den Betrieb von Anlagen, in denen sie Verwendung finden, und die Ausübung der in Frage kommenden Gewerbe erlassen, die die Arbeiter gegen die möglichen Gefahren schützen sollen. Zu diesen Vorsichtsmaßregeln gehört vor allen Dingen auch die **ärztliche Überwachung der Arbeiterschaft**. Sie verfolgt also in erster Linie nicht den Zweck, schon Erkrankte der Heilung zuzuführen, sondern einer Gesundheitsschädigung durch die Arbeit vorzubeugen.

Ausführung der Überwachung.

Zu diesem Zwecke ist, wie sich aus dem Gesagten ergibt, bei diesen Betrieben nötig, daß der Arzt

Merkblatt 2 zur Belehrung über den Zweck der ärztlichen Überwachung.

1. vor Eintritt in die fragliche Beschäftigung bei dem Arbeitsuchenden eine **Aufnahmeprüfung** vornimmt, um festzustellen, ob der Einzustellende sich seiner Körperbeschaffenheit nach dafür eignet;

2. in **regelmäßigen Zwischenräumen jeden Arbeiter** ansieht **oder untersucht**, ob er gesund ist, und ihn befragt, ob er irgendwelche Klagen über Störungen in seinem Wohlbefinden vorzubringen hat. Selbst kleine Beschwerden können Vorboten ernster Erkrankung sein und müssen dem Arzte mitgeteilt werden. Es wird sich dabei ja meist gar nicht um die Anzeichen einer Berufskrankheit handeln. Aber, wie oben gesagt ist, machen gerade andere Krankheiten unter Umständen den Körper weniger widerstandsfähig gegen etwaige Schädigungen der Arbeit. Es liegt daher im eigensten Interesse jedes Arbeiters, daß er in kurzen, meist vierwöchentlichen Zwischenräumen dem Arzte vorgestellt wird. Der Arbeiter braucht also durch diese Untersuchungen nicht beunruhigt zu sein, sondern muß darin eines der sichersten Mittel sehen, völlig gesund zu bleiben;

3. ist manchmal der **Ausschluß Erkrankter** aus einem für sie ungeeigneten Betriebe erforderlich. Dieser Ausschluß erfolgt, falls eine Berufserkrankung vorliegt, bis zu ihrer Heilung. Deshalb soll der Arzt jeden von seiner Krankheit Genesenen vor Wiederaufnahme der Arbeit wie bei der Einstellung in den Betrieb untersuchen, um die weitere Tauglichkeit für seine Arbeit festzustellen. So schwer ein Ausschluß von der gelernten und gewohnten Arbeit im Augenblick jeden betrifft, so muß er sich demgegenüber doch stets vor Augen halten, daß diese Maßregel lediglich zum Besten seiner Gesundheit und zur Erhaltung seiner Arbeitsfähigkeit ergriffen wird.

Aus dem Gesagten geht also hervor, daß der Arbeiter eines Betriebes, der unter der geschilderten ärztlichen Überwachung steht, daraus nicht schließen kann, daß ihm immerwährend schwere Gefahren für seine Gesundheit drohen. Vielmehr kann er daraus die **Beruhigung entnehmen, daß durch die Überwachung gerade etwaige Schädigungen seiner Gesundheit ihm ferngehalten werden, so daß er gesund bleibt.**

Daher darf auch der Arbeiter keine Scheu vor diesen Untersuchungen haben, sondern soll sich ihnen in der Erkenntnis, daß sie nur zu seinem Besten dienen, bereitwilligst unterziehen.

Springer-Verlag Berlin Heidelberg GmbH

Merkblatt für Ärzte über Vergiftungen beim Arbeiten mit nitrierten Kohlenwasserstoffen der aromatischen Reihe, unter besonderer Berücksichtigung der Dinitrobenzolvergiftung. Unter Mitwirkung von Dr. F. Curschmann und anderen Sachverständigen bearbeitet im Reichsgesundheitsamt. Mit einer Tafel. (6 S.) 1918.
0,40 Goldmark

Bleimerkblatt für Ärzte. Unter Mitwirkung von Dr. F. Curschmann-Wolfen und anderen Sachverständigen bearbeitet im Reichsgesundheitsamte. (4 S.) Ausgabe 1919.
0,05 Goldmark; 100 Stück 3 Goldmark; 1000 Stück 25 Goldmark

Merkblätter für die Unfall- und Krankheitsverhütung im gewerblichen Betriebe für Unternehmer, Betriebsleiter, Meister und Arbeiter, zusammengestellt vom Gewerberat Dr. **Adolf Bender.** (16 S.) 1919.
0,15 Goldmark; 100 Expl. 10 Goldmark; 1000 Expl. 80 Goldmark

Praktische Unfall- und Invalidenbegutachtung bei sozialer und privater Versicherung, Militärversorgung und Haftpflichtfällen für Ärzte und Studierende. Von Dr. med. **Paul Horn,** Privatdozent für Versicherungsmedizin an der Universität Bonn. Zweite, umgearbeitete und erweiterte Auflage. (»Fachbücher für Ärzte«, herausgegeben von der Schriftleitung der »Klinischen Wochenschrift«, Band II.) (290 S.) 1922.
Gebunden 10 Goldmark

Die Kohlenoxydvergiftung. Ein Handbuch für Mediziner, Techniker und Unfallrichter. Von Professor Dr. **L. Lewin.** Mit einer Spektrentafel. (378 S.) 1920.
17,50 Goldmark

Internationale Studien über den Stand des Arbeiterschutzes bei Beginn des Weltkrieges. Von Professor Dr. **Walter Schiff,** Wien.
Erstes Heft: Geltungsbereich des Arbeiterschutzes. Der Schutz der Kinder und Jugendlichen. (83 S.) 1916. 1 Goldmark
Zweites Heft: Der Schutz der Arbeiterinnen, Arbeitsverbote und Arbeitszeitvorschriften für erwachsene Männer. (64 S.) 1918. 1,80 Goldmark

Wie gelangt ein Unfallverletzter zu einer Entschädigung? Ein Führer durch das Unfallversicherungsverfahren. Von Reg.-Rat Dr. **Rudolf Schlottmann,** Berlin. Mit Mustern für Eingaben und einem Verzeichnis unentgeltlicher Rechtsauskunftstellen. (128 S.) 1914. 1,25 Goldmark

Leitfaden der deutschen Sozialversicherung. Bearbeitet von Mitgliedern des Reichsversicherungsamts. (56 S.) 1924. 0,90 Goldmark

Soziale Medizin. Ein Lehrbuch für Ärzte, Studierende, Medizinal- und Verwaltungsbeamte, Sozialpolitiker, Behörden und Kommunen. Von Dr. med. **Walther Ewald,** Privatdozent der Soz. Med. an der Akademie für Sozial- und Handelswissenschaften in Frankfurt a. M., Stadtarzt in Bremerhaven.
I. Band: Bekämpfung der Seuchen und der allgemeinen Sterblichkeit. Mit 76 Textfiguren und 5 Karten. (603 S.) 1911. 18 Goldmark
II. Band: Soziale Medizin und Reichsversicherung. Mit 75 Textfiguren. (714 S.) 1914. 26 Goldmark

Springer-Verlag Berlin Heidelberg GmbH

Sozialärztliches Praktikum. Ein Leitfaden für Verwaltungsmediziner, Kreiskommunalärzte, Schulärzte, Säuglingsärzte, Armen- und Kassenärzte. Von Professor Dr. med. **A. Gottstein,** Ministerialdirektor der Medizinalabteilung im Preußischen Ministerium für Volkswohlfahrt, und Dr. med. **G. Tugendreich,** Abteilungsvorsteher im Medizinalamt der Stadt Berlin. Unter Mitarbeit zahlreicher Fachleute. Zweite, vermehrte und verbesserte Auflage. Mit 6 Textabbildungen. (506 S.) 1921. 10 Goldmark

Soziale Pathologie. Versuch einer Lehre von den sozialen Beziehungen der Krankheiten als Grundlage der sozialen Hygiene. Von Professor Dr. med. **Alfred Grotjahn.** Dritte, neubearbeitete Auflage. Mit Beiträgen von Sanitätsrat Dr. med. C. Hamburger, Dr. med. et rer. pol. R. Lewinsohn, Sanitätsrat Dr. med. A. Peyser, Dr. med. W. Salomon, Dr. med. G. Wolff. (544 S.) 1923. 18,50 Goldmark; gebunden 21 Goldmark

Grundriß der Hygiene für Studierende, Ärzte, Medizinal- und Verwaltungsbeamte und in der sozialen Fürsorge Tätige. Von Professor Dr. med. **Oscar Spitta,** Geh. Reg.-Rat, Privatdozent der Hygiene an der Universität Berlin. Mit 197 zum Teil mehrfarbigen Textabbildungen. (546 S.) 1920.
13,50 Goldmark; gebunden 16,80 Goldmark

Die Volksernährung. Veröffentlichungen aus dem Tätigkeitsbereiche des Reichsministeriums für Ernährung und Landwirtschaft. Herausgegeben unter Mitwirkung des Reichsausschusses für Ernährungsforschung.

1. Heft: **Das Brot.** Von Prof. Dr. med. et phil. **R. O. Neumann,** Geheimer Medizinalrat, Direktor des Hygienischen Instituts der Universität Bonn. (114 S.) 1922. 1,40 Goldmark
2. Heft: **Nahrungsstoffe mit besonderen Wirkungen** unter besonderer Berücksichtigung der Bedeutung bisher noch unbekannter Nahrungsstoffe für die Volksernährung. Von Prof. Dr. med. et phil. h. c. **Emil Abderhalden,** Geheimer Medizinalrat, Direktor des Physiologischen Instituts der Universität Halle a. S. (26 S.) 1922. 0,30 Goldmark
3. Heft: **Öle und Fette in der Ernährung.** Von Prof. Dr. Ing. Dr. phil. **A. Heiduschka,** Direktor des Laboratoriums für Lebensmittel- und Gärungschemie der Techn. Hochschule Dresden. (34 S.) 1923. 0,60 Goldmark
4. Heft: **Unsere Lebensmittel vom Standpunkt der Vitaminforschung.** Wird voraussichtlich die weitere Erforschung der physiologischen Bedeutung der Vitamine die bisherige Herstellung, Zubereitung und Beurteilung der Lebensmittel wesentlich beeinflussen? Von Prof. Dr. phil. **A. Juckenack,** Geheimer Regierungsrat, Ministerialrat im Preuß. Ministerium für Volkswohlfahrt, Direktor der Staatlichen Nahrungsmittel-Untersuchungsanstalt Berlin. (50 S.) 1923. 0,80 Goldmark
5. Heft: **Die Verwertung des Roggens in ernährungsphysiologischer und landwirtschaftlicher Hinsicht.** Von Professor **Max Rubner,** Geh. Ober-Medizinalrat, Berlin. Nach Versuchen von Professor C. Thomas-Leipzig, Professor Scheunert-Leipzig, Klein und Steuber-Berlin, Professor Honcamp und Pfaff-Rostock und dem Berichterstatter mitgeteilt von Professor Max Rubner. Mit einer Abbildung. Unter der Presse.
6. Heft: **Was haben wir bei unserer Ernährung im Haushalt zu beachten?** Von Professor Dr. **A. Juckenack,** Geheimer Regierungsrat, Ministerialrat im Preuß. Ministerium für Volkswohlfahrt, Direktor der Staatl. Nahrungsmittel-Untersuchungsanstalt Berlin. Vierte, unveränderte Auflage. (16.—20. Tausend.) (105 S.) 1924. 1,50 Goldmark

| MIX |
| Papier aus verantwortungsvollen Quellen |
| Paper from responsible sources |
| FSC® C105338 |

If you have any concerns about our products,
you can contact us on
ProductSafety@springernature.com

In case Publisher is established outside the EU,
the EU authorized representative is:
**Springer Nature Customer Service Center GmbH
Europaplatz 3, 69115 Heidelberg, Germany**

Printed by Libri Plureos GmbH
in Hamburg, Germany